Contribut

de l

État actuel du

de la

Quantitométrie des

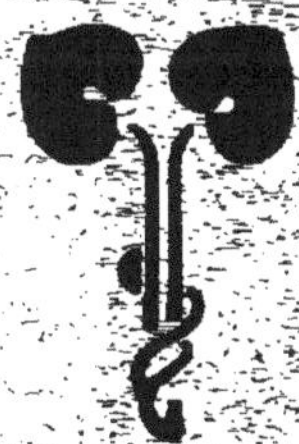

NANC

IMPRIMERIE N

[…]eur Pierre-Nicolas CRUYER
de
l'Université de Nancy

Contribution à l'étude de l'État actuel du Problème médical de la Quantitométrie des rayons X

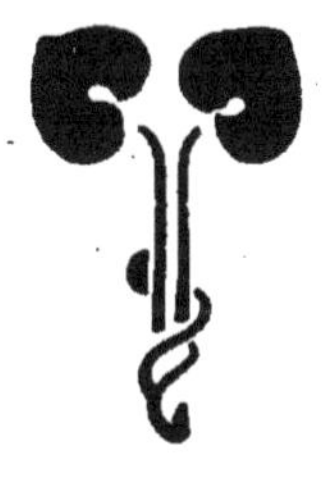

NANCY
IMPRIMERIE NANCÉIENNE
15, Rue de la Pépinière
1923

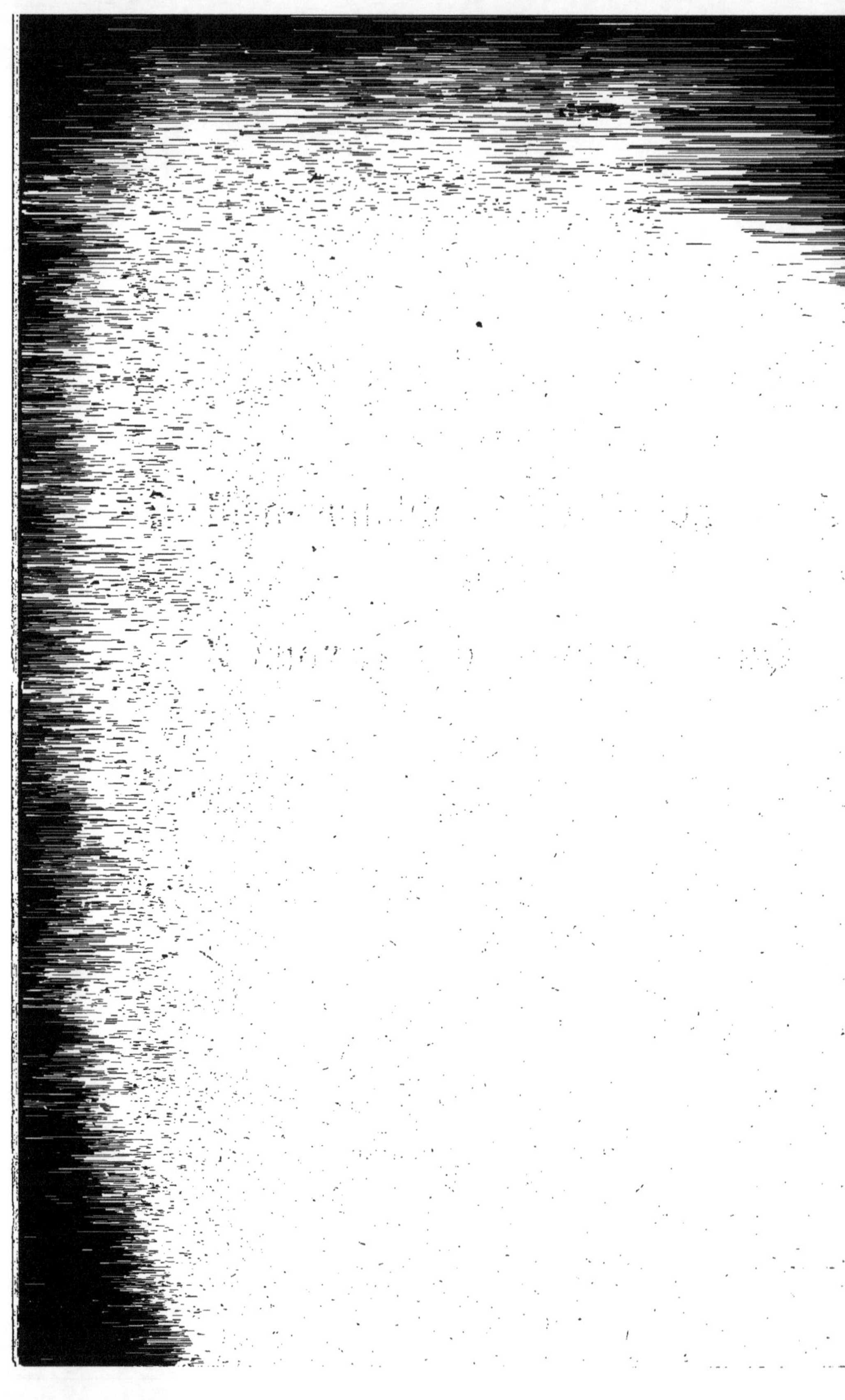

A LA MÉMOIRE DE MES GRANDS-PARENTS

A LA MÉMOIRE DE MON PÈRE

A MA MÈRE

A MES BEAUX-PARENTS

A MA FEMME ET A MON FILS

A LA MÉMOIRE DE MES FRÈRES
Morts pour la France.

A MA SŒUR, A MON FRÈRE

A TOUTE MA FAMILLE

MEIS ET AMICIS

A MON PRÉSIDENT DE THÈSE

M. LE PROFESSEUR LAMBERT

A MES JUGES

M. LE PROFESSEUR ÉTIENNE
Chevalier de la Légion d'honneur

M. LE PROFESSEUR AGRÉGÉ MATHIEU

M. LE DOCTEUR LAMY

A TOUS MES MAITRES

AVANT-PROPOS

Sur le point de terminer nos études médicales, nous ne pouvons sans émotion jeter un regard en arrière sur le chemin parcouru et en résumer les différentes étapes, franchies sous la direction éclairée de nos maîtres. Nous revivons nos premiers pas dans l'art si délicat de la clinique, pour lesquels nous fûmes guidés avec tant de dévouement et de patience par MM. les professeurs Simon et Frœlich, que nous prions d'agréer ici le sincère hommage de notre vive reconnaissance. Notre souvenir se reporte aussi vers la parole si claire de notre maître le professeur Ancel, dont nous n'oublierons jamais ni les belles leçons, ni la sympathie à notre égard. Et alors, surgissent d'autres souvenirs : notre mobilisation, nos camarades et nos chefs de guerre, des scènes barbares et des scènes touchantes. Nous ne pouvons songer sans un serrement de cœur à notre ami R. Fiehrer, mort pour la France après de longues souffrances. C'était un bon, qui nous aimions et que nous admirions. Qu'il nous soit permis ici de rendre un respectueux hommage à la paternelle bonté avec laquelle le docteur Florand, de Lariboisière, nous prodigua ses soins au Val-de-

Grâce, au cours d'une grave maladie, et à la sympathie cordiale que nous témoignèrent alors le médecin-major Schmitt et le docteur Noël Fiessinger. Plus tard, c'est à nouveau la paix, le retour dans notre ville, dans notre Faculté. Que tous nos maîtres trouvent ici l'expression de notre grande reconnaissance pour les leçons dont ils nous firent profiter à l'hôpital ou sur les bancs de l'amphithéâtre.

Que M. le professeur Lambert qui, non content de nous ouvrir les portes de son laboratoire, nous a toujours témoigné une grande sympathie et nous a fait l'honneur d'accepter la présidence de notre thèse, reçoive l'assurance de nos profonds sentiments de reconnaissance. Que M. le professeur Etienne, dont l'enseignement nous a été si fructueux, et la sympathie si souvent exercée à notre égard, soit assuré de notre gratitude pour l'honneur qu'il nous fait de juger notre thèse; qu'il soit certain, d'autre part, de notre reconnaissance infinie, que ne sauraient traduire les mots, pour les soins qu'il nous a prodigués à nous-même et l'existence qu'il a conservée à notre amour. Son souvenir ne périra jamais dans notre mémoire, ni dans celle des nôtres.

Que M. le professeur André reçoive l'assurance que nous n'oublierons jamais ni ses leçons, ni la cordialité qu'il nous a témoignée pendant notre séjour à son service. Que M. le professeur agrégé Richon veuille agréer nos remerciements pour l'enseignement et la sympathie qu'il nous a prodigués pendant notre séjour à Saint-Julien.

Nous conserverons toujours le meilleur souvenir

des leçons si claires de M. le professeur agrégé Mathieu et nous le remercions d'avoir bien voulu accepter de faire partie de notre jury de thèse.

Que le docteur Lamy, si cordial toujours à notre égard, reçoive aussi nos remerciements pour l'honneur qu'il nous fait en acceptant d'être notre juge. Enfin, que tous nos maîtres de l'hôpital, de la Faculté de Médecine et de la Faculté des Sciences trouvent ici l'assurance de notre gratitude.

Que M. le professeur Lasseur soit certain également que nous n'oublierons pas l'intérêt amical qu'il nous a toujours porté.

Que les docteurs Benech, Verain, Drouet, Grandineau, Bonnet soient assurés que nous nous souviendrons toujours de leur franche cordialité et de l'amitié qu'ils nous ont témoignée. Que le docteur Duroch, lui aussi, soit certain que nous garderons le meilleur souvenir de sa bonne camaraderie et de notre séjour côte à côte au laboratoire de physique.

Que tous nos camarades d'études soient certains de notre meilleur souvenir et que notre ami Richier soit toujours assuré de trouver en nous l'ami des bons et des mauvais jours.

INTRODUCTION

Le problème médical du dosage des rayons X présente en radiothérapie une importance considérable, mais aussi une complexité que nous devons essayer de montrer rapidement, avant d'aborder l'exposé des diverses méthodes préconisées.

Le médecin désireux d'intervenir avec efficacité évite, d'une part, une action nocive, d'autre part, cherche une relation mesurable entre la quantité d'irradiation et l'effet biologique produit par cette radiation.

Si la source de rayons X était rigoureusement constante, cette relation pourrait être trouvée en faisant varier simplement la distance de cette source à l'organe traité ou la durée de l'irradiation. On chercherait à comparer cette source à une autre source de même qualité, en mesurant leurs intensités. Théoriquement, on pourrait employer un procédé thermique, si l'on possédait un corps *noir* aux rayons X, c'est-à-dire capable d'aborder intégralement le rayonnement.

Mais ce ne sont là que pures hypothèses : il n'y a pas de source rigoureusement constante; il n'y a pas deux sources qualitativement identiques. Les faisceaux X sont toujours hétérogènes et variables. Aussi, quelle que soit la propriété des radiations utilisées pour la mesure de leur intensité ou de leur quantité, n'est-on pas autorisé à en tirer des conclusions sans réserves pour la thérapeutique, et le problème médical du dosage des rayons X reste-t-il, avant tout, un problème biologique dans lequel la mesure physique ou chimique ne peut être envisagée séparément de l'effet biologique qui lui correspond. Le jour où l'on saura réaliser une radiation X simple, homogène, le problème sera résolu, parce que l'on sera dès lors assuré du parallélisme entre l'action biologique et la propriété quelconque utilisée comme réactif. Il suffira alors d'établir une fois pour toutes une table de concordance entre l'effet biologique et l'effet sur les divers réactifs.

Il faut actuellement se contenter de procédés moins rigoureux, mais qui sont cependant d'une incontestable utilité pratique, lorsqu'on emploie un faisceau suffisamment homogène, c'est-à-dire ne comprenant pas une région spectrale trop étendue.

De nombreuses méthodes de dosage ont été proposées, et actuellement leur classification peut être faite en méthodes directes et méthodes indirectes, suivant que l'on s'adresse pour la mesure aux forces productrices du rayonnement (méthodes indirectes) ou à ce rayonnement lui-même, par l'une de ses propriétés (méthodes directes). Les méthodes indirectes, qui semblent au premier abord être très rationnelles, puisqu'elles demandent la mesure de l'effet à l'intensité de la cause, ne sont cependant pas d'un emploi pratique. En effet, si le rayonnement émis par la source X varie bien dans le même sens que l'énergie du courant producteur, ces deux grandeurs sont reliées entre elles par une fonction très complexe en raison de ses facteurs multiples : voltage aux bornes, intensité, degré du vide, nature et distance des électrodes. Aussi est-ce aux méthodes dites directes que l'on s'adresse actuellement, et la réaction employée peut être théoriquement de trois ordres : physique, chimique ou biologique. Nous avons donc à envisager successivement les procédés de dosage chimiques, physiques, biologiques et les procédés indirects. Nous ferons ensuite la critique de ces différentes méthodes; puis, après avoir passé en revue les unités de mesure employées, nous chercherons quelle est la méthode qui se rapproche le plus de la méthode idéale et par quels moyens il peut être remédié à l'insuffisance éventuelle de leurs indications.

CHAPITRE PREMIER

LA QUANTITOMÉTRIE CHIMIQUE

La quantitométrie chimique X est basée sur les réactions moléculaires ou sur les réactions de précipitation que peuvent produire les rayons X sur différents sels ou mélanges de sels. C'est la méthode de dosage qui fut d'abord la plus employée. Les réactions proposées sont nombreuses et la dose X atteignant le réactif est souvent appréciée, grâce au changement de coloration subi par ce réactif.

La première en date fut préconisée par Holzknecht en 1902. Elle est basée sur ce fait que le rayonnement X provoque la coloration de certains sels incolores soumis à son influence. Le chlorure de sodium, par exemple, vire au jaune, le bromure de sodium au bleu; le sulfate de soude, seul, ne subit aucun changement de coloration, alors que son mélange avec le chlorure de sodium se colore en rose violet. Dans cette dernière réaction, les proportions du mélange ont d'ailleurs une influence considérable. Sur ce principe, Holzknecht chercha un mélange salin favorable à un virage rapide, même sous l'influence de quantités X relativement faibles et présenta, sous forme de pastilles, une substance d'une teinte jaune sale qui vire au vert sous l'action des rayons X. La composition de ces pastilles fut gardée secrète. Elle fit l'objet des recherches de Sisley, qui la croit formée d'environ 99,77 % de SO^4K^2, le reste étant constitué soit d'un mélange de sulfite et d'hyposulfite de K, soit de tri-, sexta- ou pentathionate de K, sels dont les réactions très voisines n'ont pas permis la détermination plus exacte.

Les pastilles de Holzknecht doivent être placées sur la région au niveau de laquelle tombe la dose X, que l'on apprécie par la teinte prise par la pastille. L'auteur définit d'ailleurs une unité empirique, l'unité H, dont chaque multiple correspond à une teinte différente de la pastille. La dose maxima compatible avec l'intégrité cutanée est d'environ 5 H.

Cette méthode, très séduisante au début, en raison de sa simplicité, ne tarda pas à soulever des objections. L'appréciation des teintes est assez difficile et imprécise, comme toute appréciation colorée : la réaction demande un certain temps pour son accomplissement; les pastilles peuvent ne pas être absolument identiques. La teinte de l'échelle de comparaison varie avec le temps, de sorte que les mesures finissent par ne plus offrir de garantie suffisante. Mais un reproche plus grave encore, moins au point de vue théorique qu'au point de vue pratique cependant, résidait dans la composition secrète du produit et dans sa cherté.

C'est surtout pour remédier à ces deux inconvénients que Sabouraud et Noiré demandèrent à une observation de Villard de leur fournir les éléments d'une méthode analogue. Le platinocyanure de Ba, virant au brun sous l'action des rayons X, les auteurs en constituent des pastilles agglomérées au collodion, qui doivent être placées à mi-distance entre la peau et l'anticatode. Quand les pastilles ont pris une teinte, appelée B par les auteurs, la dose reçue par la peau provoque l'érythrème et l'épilation temporaire. En dehors des causes d'erreur déjà signalées par la méthode Holzknecht (difficulté dans l'appréciation de la teinte, variations possibles dans les couleurs de l'échelle de comparaison), un autre inconvénient réside dans la situation de la pastille qui n'est pas en contact immédiat avec la surface à irradier, l'incidence X n'étant plus alors la même pour cette surface et pour le réactif. Enfin, la méthode destinée primitivement uniquement à donner la dose d'épilation (traitement des trichophyties) ne prévoit que deux teintes sans intermédiaires, donc pas de dosage avant la quantité thérapeutique limite.

Pour remédier à cet inconvénient, Holzknecht propose une échelle colorimétrique degradée correspondant aux étapes de virage du platinocyanure de Ba. Meyer préconise, d'autre part, de rapprocher les pastilles de l'ampoule, quitte à appliquer ensuite la loi du carré des distances.

De son côté, Bordier cherche à améliorer la méthode dans le même but, et ses résultats sont consignés dans la thèse de son élève Rouch. Ces auteurs placent une pastille de Sabouraud-Noiré sur la surface irradiée et observent les variations de sa coloration. Ils établissent une échelle de cinq teintes correspondant à des doses X croissantes et les dénomment O à IV.

L'échelle de comparaison est établie avec des couleurs artificielles éprouvées par une longue exposition au soleil. La lumière naturelle tendant à rendre à la pastille sa couleur primitive, il est nécessaire de la protéger par une cache noire, qui lui évite également le contact de l'humidité atmosphérique, dont l'influence, très importante, agit en sens inverse des rayons. Les lectures devaient primitivement être faites à la lumière du jour. Mais les teintes faibles étant difficiles à apprécier à cette lumière, et les teintes se modifiant sous l'influence de l'intensité et de la composition lumineuse, Bordier fut amené à modifier sa technique et à préconiser l'emploi d'une source artificielle pour les comparaisons. Il décrivit un instrument photoscopique à cet usage, parallèlement à Nogier d'ailleurs. La lecture reste cependant délicate pour les doses faibles, et la méthode perd ainsi un peu de la précision qu'elle cherchait à obtenir.

Après usage, les pastilles semblent reprendre peu à peu leur teinte initiale, et on pourrait être tenté de les faire servir à nouveau; mais comme ce dévirage, dû à une hydratation, ne les ramène jamais à leur constitution primitive, toute pastille usagée doit être rejetée. Il en est de même pour les pastilles de Holzknecht. Mais alors que dans ce cas le prix de vente de chaque pastille est assez important, il n'en est plus de même pour celles de Sabouraud.

Ces deux méthodes colorimétriques, méthodes de Holzknecht et de Sabouraud-Noiré-Bordier, sont passibles d'une grave objection. Les résultats n'en sont pas indépendants du degré de pénétration des rayons. Bien que des expériences instituées à ce sujet par Rouch tendent à montrer que les variations des indications sont peu importantes et que « l'action des rayons très pénétrants et celle des rayons peu pénétrants sur le platinocyanure de Ba sont pratiquement analogues », les mesures de Schmitt viennent infirmer cette assertion. Pour cet auteur, le radiomètre Sabouraud n'est exact que pour des rayons de 4° B environ. Avec des rayons de 8 à 9° B, on n'obtient aucun effet cutané pour la teinte B, alors que des rayons 2°,5 B donnent une vésication pour cette même teinte.

Freund avait proposé, en 1904, un procédé basé sur le virage au rouge d'une solution chloroformique d'iodoforme à 2 %, par libération d'I sous l'influence de la radiation, libération d'autant plus intense que la dose X incidente était plus élevée. Les teintes obtenues étaient comparées au moyen du colorimètre de Duboscq. Malheureusement pour cette méthode, qui eût pu en principe être assez précise, la même décomposition a lieu également sous l'influence de la lumière, et ce fait lui enlève toute précision. Cependant, c'est sur cette action que Bordier fonde la définition de son unité de quantité, l'unité I. Bordier remarqua que la décomposition de la solution de Freund, qui se poursuivait spontanément même à l'obscurité, était entravée par l'addition d'une trace de KOH, ne modifiant pas le virage à la lumière ou aux rayons X. En opérant sur une solution maintenue dans l'obscurité par une cache, et en comparant rapidement les teintes obtenues à celles de solutions titrées chloroformiques d'iode, on arrive à apprécier assez facilement les quantités d'I libérées dans un temps donné. Bordier peut alors définir l'unité I : la quantité de rayons X qui, agissant sur une couche de réactif de Freund ayant un centimètre d'épaisseur et sur un cmq. de surface de cette couche, libérera un déci-milligramme d'I dans be cmc. du réactif ainsi déterminé. Les teintes de l'échelle Bordier correspondent alors :

teinte O : 1,8 I	teinte III : 10 I
teinte I : 3,4 I	teinte IV : 15 I
teinte II : 5,6 I	

Une autre méthode, basée sur les propriétés des rayons X au point de vue clinique, est celle de Kienbœck, avec les méthodes dérivées, que l'on peut appeler les méthodes au papier photographique.

Kienbœck compare à une échelle de teintes obtenues par réduction d'un papier sensible au chlorogélatino-bromure d'Ag sous l'influence de quantités croissantes de rayons lumineux la teinte de réduction de ce même papier soumis à l'action X pendant toute la durée de l'irradiation, et développé à l'aide d'un bain de composition définie à la température de 18°, dans des conditions de durée de développement bien définies. On conçoit de suite quelles objections, en dehors de celles inhérentes à toute comparaison optique, peuvent être faites à la méthode :

minutie opératoire extrême, incertitude de la constance de la composition de la couche sensible, du révélateur et des conditions de développement, nécessité d'un développement en chambre noire, enfin résultats trop lents, non lisibles au cours même de l'application X. L'échelle de comparaison comprend une série de bandes de papier quantitométrique dont le degré de noircissement est progressivement ascendant. L'une d'elles porte le n° 1 et correspond à la dose unité de Kienbœck, l'unité X, à peu près équivalente à ½ H.

Durand préconise également une méthode photochimique et cherche à établir « une unité que l'on puisse facilement reproduire semblable à elle-même et qui soit indépendante des substances employées ». Une plaque photographique est éclairée à l'aide d'une lampe à incandescence d'intensité donnée placée à une distance donnée, puis soumise à la radiation X jusqu'à l'obtention d'une teinte identique. Cette quantité X devient alors unité X et est utilisée pour l'établissement d'unités secondaires. A cet effet, une plaque photographique est soumise par zones, dans une de ses moitiés, à l'irradiation d'une fraction de l'unité adoptée durant des temps variant comme la suite des nombres. L'autre moitié reçoit le rayonnement à étudier. Après développement soigné, on compare la teinte de la seconde moitié à celles de l'échelle voisine. Cette méthode est très sensible et obvie aux défauts de la précédente provenant des irrégularités de développement, de bain et de réactif photochimique; mais la nécessité d'un développement la rend incapable de donner des résultats directement lisibles en cours d'irradiation.

Schwartz a proposé une autre méthode radiochimique basée sur la précipitation de calomel dans un mélange de deux parties d'une solution concentrée d'oxalate d'ammoniaque et d'une partie d'une solution concentrée de sublimé, soumis au rayonnement. Ce mélange, liqueur de Fowler-Eder, est placé dans un tube spécial à mi-distance de la surface à irradier et de l'anticatode. Dès qu'apparaît un trouble dans le liquide, la peau a reçu la dose de 1 kalom, unité proposée par l'auteur et baptisée du nom du précipité de calomel fourni. 1 kalom vaut environ 1,5 H. Pour les doses supérieures à 1 kalom, il était primitivement nécessaire de remplacer la solution devenue louche par une solution neuve. Plus tard, un perfectionnement fut introduit par l'établissement d'étalons pour des comparaisons diaphanoscopiques. Enfin, on préconise de centrifuger le précipité dans un tube effilé, gradué empiriquement. Même avec une irradiation de faible durée, on obtient un précipité lisible. La méthode serait donc d'une assez grande sensibilité, mais elle est rendue difficile et plus incommode par le caractère liquide du réactif et la nécessité d'une centrifugation. Ses résultats ne sont donc pas directement lisibles en cours d'irradiation.

Une autre méthode a été proposée par Bordier, dans un but dosimétrique : c'est la décoloration d'une pseudo-solution d'iodure d'amidon sous l'influence du rayonnement X. Aucun essai n'a été tenté pour l'application pratique de cette méthode.

En résumé, les procédés de dosage basés sur les transformations chimiques des corps sous l'influence des rayons X sont tous passibles d'objections graves, la méthode de Schwartz et celle de Freund nécessitent l'emploi de réactifs liquides, donc peu maniables; les procédés au papier photographique ne peuvent donner de résultats immédiats en cours d'irradiation. Les pastilles virantes, facilement maniables, donnent l'indication des doses reçues à chaque instant de la séance d'irradiation. Mais leur précision est relative, même avec les perfectionnements qu'ont pu y apporter différents auteurs. Elles partagent, avec les méthodes au papier photographique, l'obligation de la comparaison de teintes et s'adressent par suite à un instrument physiologique, l'œil, de sensibilité variable avec les divers observateurs, et pour un même observateur, avec ses dispositions du moment et les conditions de l'expérience. Elles sont donc sujettes au coefficient personnel d'erreur de chaque individu, et ce fait constitue une grave critique à leur emploi. Ajoutons que leur emploi n'est pas toujours facile pour l'appréciation des doses parvenues dans la profondeur du corps irradié. Enfin, le réactif employé, pastille au papier photographique, solution de Freund ou de Schwartz, ne présente pas des variations absolument parallèles à celles subies par les tissus avec des doses et des qualités différentes. Aussi capables de fournir des résultats approchés intéressants (surtout les méthodes de Holzknecht et de Noiré), ne doivent-elles pas être employées seules, dès que les conditions d'expérience demandent une précision assez grande, par exemple dans la pratique de la radiothérapie profonde. Aussi, est-il nécessaire de leur adjoindre ou même de leur substituer des méthodes plus rigoureuses. Etudions si les procédés physiques sont capables de nous les fournir.

CHAPITRE II.

QUANTITOMÉTRIE SÉLÉNIOMÉTRIQUE

Le sélénium, métalloïde de la famille du soufre, sous l'influence du rayonnement lumineux ou d'un faisceau de rayons X, voit sa résistivité électrique subir un abaissement assez important; de sorte que, si l'on conçoit un conducteur de Se placé dans le circuit d'un générateur à voltage constant, l'intensité du courant traversant ce circuit variera suivant que le conducteur sera exposé ou non à un rayonnement actif et suivant l'intensité de ce rayonnement. Si l'on possède un appareil de mesure capable de déceler ces variations d'intensité, on conçoit que l'on puisse utiliser cette propriété du Se pour la mesure quantitative d'un rayonnement X.

Luraschi en 1907, puis Furstenau ont utilisé dans ce but cette propriété du Se découverte par Perraud en 1899. L'instrumentation doit donc se composer schématiquement des organes essentiels suivants : une résistance au Se, une source, un appareil de mesure d'intensité de courant.

L'appareil de Furstenau est constitué de la façon suivante : La résistance au Se porte le nom de cellule. Elle est constituée par une pâte spéciale sélénifère dans laquelle sont noyés deux fils conducteurs séparés l'un de l'autre et reliés chacun à l'une des bornes du générateur. C'est la pâte qui constitue la résistance que doit traverser le courant. Le générateur de courant est constitué par une pile et l'appareil de mesure d'intensité par un galvanomètre à échelle verticale. Ce galvanomètre a été gradué empiriquement en nombre de minutes nécessaires pour obtenir la dose de 5 H, dose B de Sabouraud-Noiré, et la graduation comprend deux séries de chiffres, les uns bleus correspondant à des rayons durs, les autres rouges correspondant à des rayons incidents mous. L'appareil doit être placé sur la région à irradier.

La méthode séléniométrique, très intéressante parce qu'elle apporte une mesure impersonnelle, indépendante de l'observateur, est cependant passible de graves objections. Tout d'abord, comme dans les méthodes chimiques, les indications de l'appareil ne sont pas indépendantes de la qualité du rayonnement incident. De plus, l'appareil présente une fragilité assez grande qui met obstacle à son emploi courant. Enfin, la résistance du Se se modifie non seulement sous l'influence du rayonnement X ou de la lumière, mais aussi avec le temps, ce qui limite la durée d'emploi utile de l'appareil. Elle varie également avec le voltage. Il est donc nécessaire de posséder une source dont on puisse affirmer la constance. Mais surtout les variations de température ont une grosse influence, la résistance du Se augmentant beaucoup quand la température baisse. Guilleminot a observé des variations de 80.000 ohms à plusieurs centaines de 1.000 ω, quand la température passe de 25 à 0°, avec un appareil de Furstenau. Il serait donc nécessaire d'opérer à température constante. Pour toutes ces raisons, la méthode séléniométrique ne s'est pas généralisée. Quoique supérieure aux méthodes chimiques, elle doit céder le pas aux méthodes fluoroscopiques et ionométriques que nous allons étudier maintenant.

CHAPITRE III

QUANTITOMÉTRIE FLUOROSCOPIQUE

Le principe de la quantitométrie fluoroscopique consiste essentiellement à comparer à la luminescence d'un étalon fixe le degré de fluorescence d'un écran au platinocyanure de Ba, soumis dans des conditions déterminées à l'irradiation X. Il repose sur ce que les rayons de Rœntgen possèdent la propriété de rendre fluorescents certains corps, tels que les sulfures alcalins et alcalino-terreux, le platinocyanure de Ba, propriété d'ailleurs utilisée journellement pour la radioscopie. C'est à Contremoulins, Courtade d'une part, Guilleminot de l'autre, que l'on doit l'utilisation de cette propriété pour la quantitométrie. Pour être le plus exact possible, cette comparaison de luminosité doit être faite avec des plages de même composition spectrale dont on recherche les conditions d'égalité. L'obtention d'une plage colorée, dont la composition lumineuse se rapproche au maximum de celle de l'écran fluorescent, peut être atteinte par deux procédés : soit l'emploi d'une lumière blanche dont les rayons seront sélectionnés par des écrans convenables, soit l'emploi d'un écran de fluorescence constante. La première méthode a été réalisée par

Guilleminot, postérieurement à la seconde d'ailleurs. Sa difficulté réside surtout dans le maintien de la constance de l'étalon lumineux que Guilleminot constitue par une lampe électrique fonctionnant dans des conditions déterminées, et dans la bonne sélection des rayons. Aussi, les appareils basés sur le second principe sont-ils préférables.

Guilleminot, pour exciter la fluorescence de l'écran étalon, avait songé d'abord à irradier un écran de platinocyanure de Ba à l'aide d'une petite quantité d'un sel de Ba et avait réalisé un appareil basé sur ce principe. Devant le prix de revient élevé de cet appareil, il avait cherché à remplacer l'écran luminescent au Ra par un étalon à lumière blanche sélectionnée et construit l'instrument dont nous avons parlé au paragraphe précédent. Depuis la découverte par Muguet de feuilles radioluminescentes (mélange de sulfures fluorescents et d'une petite quantité de Br_2 Ra) et les travaux de Biquard sur la constance de ces feuilles, un troisième dispositif a été proposé par le même auteur et a détrôné les deux premiers.

Le fluoromètre actuel est formé d'une lunette munie d'un œilleton à l'une de ses extrémités et dont l'autre extrémité porte un petit écran de platinocyanure de Ba de forme carrée, entouré par la feuille radifère luminescente constante, celle-ci étant protégée du rayonnement X par une lame de Pb, alors que l'écran de platinocyanure de Ba central est directement exposé à ce rayonnement. Les plages à comparer sont ainsi exactement juxtaposées l'une à l'autre, puisque la seconde entoure complètement la première. Il s'ensuit que l'appréciation de leurs différences ou de leur égalité de luminosité est facilitée au maximum.

Pour employer l'appareil, on doit rechercher les conditions nécessaires à la production de l'égalité de luminescence des deux plages, comme nous l'avons vu plus haut. A cet effet, on vise avec l'appareil l'anticatode du tube générateur et l'on s'éloigne de ce tube jusqu'à obtention de l'égalité de luminosité. La distance au tube donnée par un ruban métrique à ressort fixé d'une part au fluoromètre, de l'autre au support du tube de façon que le O de la graduation centimétrique corresponde au centre de l'anticatode, est appelée, par Guilleminot, *l'équivalence du tube*. A ce moment, l'intensité du rayonnement est égale à l'unité d'intensité conventionnellement choisie par l'auteur. « Cette unité d'intensité est l'intensité d'un rayonnement n° 6 B qui, agissant normalement sur un cmc. de la solution chloroformique d'iodoforme à 2 % de Freund-Bordier, pendant une seconde, libère un gramme × 10^{-8} d'iode. L'unité d'intensité médicale M ainsi définie, agissant pendant une minute, unité de temps médicale, donne l'unité de quantité M qui, en n° 6 B, équivaut environ à 1/125e de l'unité de Holzknecht. »

Une règle à calcul spéciale, basée sur l'application de la loi de la variation de l'intensité d'un rayonnement en fonction de la distance (l'intensité est inversement proportionnelle au carré de la distance), permet de savoir rapidement quelle est l'intensité da rayonnement à une distance quelconque de l'anticatode. Son emploi est plus simple, moins sujet aux causes d'erreur indépendantes de l'expérimentateur que celui du dispositif électrique imaginé primitivement dans le même but par Guilleminot.

La méthode fluoroscopique se recommande donc au radiologiste par la facilité et la rapidité de la mise en œuvre. Cependant, elle n'est pas exempte d'inconvénients.

Tout d'abord, on déduit la quantité de rayons émis de la mesure de l'intensité du champ à un moment donné. La déduction est simple, elle est légitime, mais elle ne l'est qu'autant que cette intensité reste la même pendant tout le temps de l'émission. Or, les variations de cette intensité sont possibles, fréquentes, si l'on songe à toutes les causes capables de les provoquer : augmentation de résistance de l'ampoule en fonctionnement, variations dans le régime du courant d'alimentation fourni le plus souvent par un secteur de ville. C'est là une objection commune, d'ailleurs, à tous les procédés qui ne totalisent pas les effets de l'irradiation pendant toute sa durée, et à ce point de vue la quantitométrie chimique, totalisatrice de ces effets, semble plus avantageuse.

D'un autre côté, l'appréciation de l'égalité de luminescence des deux plages est susceptible d'erreurs pouvant atteindre 6 %, d'après Guilleminot, pour un observateur exercé, placé dans de bonnes conditions, c'est-à-dire dans une chambre sinon noire, du moins fortement obscure pour donner à la rétine le maximum de sensibilité lumineuse. La méthode nécessite donc une adaptation visuelle faute de laquelle l'erreur peut atteindre une proportion élevée, jusque 50 %.

D'autres objections à la méthode sont imputables aux plages luminescentes. L'écran radifère perd peu à peu une petite fraction de son intensité, ce qui nécessite son remplacement annuel. Soumis à une lumière vive, sa luminescence augmente pour quelque temps. Il est vrai que sa position au fond de la lunette le protège de la lumière directe et qu'il est toujours facile, en dehors des mesures, de laisser l'oculaire de la lunette recouvert de l'œilleton opaque *ad hoc*. Enfin, tous les écrans radioluminescents ne s'équivalent pas rigoureusement. De même, les écrans au platinocyanure de Ba ne sont pas tous équivalents. C'est affaire au constructeur d'un choix judicieux de l'écran et de l'étalon, et de la vérification préalable de son appareil.

Une deuxième objection à la méthode réside dans l'absorption du rayonnement incident par l'air situé entre le tube et la lunette fluoroscopique, l'air se comportant comme un filtre, puisqu'à ce point de vue 1^{m} d'air équivaut à environ $1/10^{mm}$ Al pour des rayons de dureté moyenne. Il est donc nécessaire de faire intervenir un correctif pour les grandes équivalences. En pratique, on évite les corrections en fixant ses mesures comme si l'on avait toujours en moyenne $1^{m},50$ d'air interposé, distance pour laquelle est construit l'appareil. Dans ces conditions, on peut atteindre des équivalences de $3^{m},5$ à 4^{m} sans correction.

Les objections spéciales à la méthode (influence de la couche d'air, inconstance de l'écran ou de l'étalon) n'ont donc qu'une importance relative, puisqu'il est possible d'y remédier. De même, les variations de l'intensité du champ X sont peu importantes, si l'on considère un court espace de temps. Une objection plus grave, puisque nous avons vu qu'elle peut entraîner des erreurs de 50 %, réside dans l'adaptation nécessaire de l'œil et la comparaison physiologique de deux intensités lumineuses, ce qui met en jeu le facteur personnel de l'observateur, variable non seulement d'un observateur à l'autre, mais encore chez le même observateur avec ses dispositions particulières du moment.

Un autre inconvénient de la méthode, qu'elle partage d'ailleurs avec toutes les autres méthodes, réside en ce que le réactif employé ne suit pas d'une façon rigoureusement parallèle les réactions biologiques. Le parallélisme existe bien pour une radiation de dureté donnée, mais il n'existe plus, si on applique à un rayonnement de longueur d'onde X' les résultats obtenus avec un rayonnement de longueur d'onde X. La méthode ionométrique elle-même n'est pas exempte absolument de cet inconvénient. C'est son étude que nous allons aborder maintenant.

CHAPITRE IV

QUANTITOMÉTRIE IONOMÉTRIQUE

La quantité ionométrique X repose sur les considérations suivantes : un gaz traversé par un faisceau X devient conducteur de l'électricité. Il s'ionise. Supposons alors deux lames conductrices à l'intérieur d'une enceinte close et séparées par un diélectrique gazeux, respectivement en relation électrique avec les deux bornes d'un générateur. Un indicateur de courant placé dans ce circuit n'indique aucun passage d'électricité, même s'il est doué d'une très grande sensibilité. Ménageons alors sur l'une des parois de l'enceinte une fenêtre de mica et dirigeons sur elle un faisceau X. L'appareil de mesure indique aussitôt le passage d'un courant d'autant plus intense que le faisceau X est lui-même plus intense. L'air est devenu conducteur, mais sa conductibilité retombe à O dès que cesse le rayonnement X. L'intensité du courant qui traverse ainsi l'enceinte d'ionisation sous l'influence du faisceau X incident, varie non seulement avec l'intensité de l'irradiation, mais aussi avec le voltage entre les deux lames conductrices, les deux armatures. A mesure que la différence de potentiel entre ces armatures croît, le courant d'ionisation croît également jusqu'à une certaine valeur à partir de laquelle son intensité reste stationnaire. Le « courant de saturation » est atteint. Si l'on se place dans les conditions de voltage nécessaires à l'existence du courant de saturation, l'intensité de celui-ci pour un gaz donné, dans des conditions déterminées, ne variera plus qu'avec l'intensité du rayonnement X incident. Cependant, l'ionisation n'est pas indépendante de la nature du gaz, de sa constitution moléculaire, de sa pression et de sa température, ainsi que de la qualité des rayons, et ce n'est que pour une qualité constante, une composition spectrale constante, qu'elle varie rigoureusement proportionnellement à l'énergie des rayons incidents.

Théoriquement, un ionomètre doit donc comprendre au moins trois organes essentiels : *a*) une chambre d'ionisation avec ses armatures; *b*) une source capable d'entretenir entre ces armatures une différence de potentiel suffisante à l'obtention du courant de saturation; *c*) un appareil de mesure d'intensité.

1° *Chambre et armatures.* — La paroi de la chambre forme généralement l'une de ces armatures, dite externe. Elle est donc conductrice. L'autre armature est formée d'une tige ou lame centrale conductrice, maintenue en place par un bouchon fortement isolant (S, ébonite, ambre ou ambroïde). La forme de la chambre est généralement cylindrique. Elle est construite en Cu, Zn ou laiton. Mais, dans ces conditions, les rayons X donnent naissance au niveau de la paroi à un rayonnement secondaire, dont les facultés ionisantes s'ajoutent à celles du faisceau incident. Ce rayonnement secondaire est triple : *a*) un rayonnement diffusé de même longueur d'onde que le rayonnement primaire; *b*) un rayonnement corpusculaire électronique; *c*) un rayonnement dit caractéristique, spécial au corps constituant l'écran frappé, et dont l'intensité varie avec la longueur d'onde du rayonnement primaire. Alors que les rayonnements diffusé et corpusculaire sont proportionnels au rayonnement générateur, il n'en est pas de même du rayonnement caractéristique qui constitue par là un important facteur d'erreur. Celle-ci est réduite au minimum par l'emploi de corps de faible poids atomique, le rayonnement caractéristique de ces corps ne se produisant pas dans le domaine des voltages usuels en radiologie.

2° *Appareil de mesure.* — L'électromètre à quadrants permet de mesurer, par son angle de rotation, l'intensité du courant qui le traverse. Les intensités mesurables sont de 10^{-10} à 10^{-4} ampères. L'électroscope, dont on apprécie la vitesse de chute des feuilles, permet de mesurer des courants de l'ordre de 10^{-17} ampères. Ce fut d'ailleurs l'appareil employé dès le début des recherches quantitométriques par Benoist et Hurmuzescu en 1895, Dufour, Righi, Thomson. L'intensité du courant qui traverse l'appareil est appréciée d'après la vitesse de chute de la feuille.

3° *La source* est constituée, dans le cas de l'électromètre, par une batterie d'accumulateurs bien isolée, capable de fournir une différence de potentiel de 300 volts. Si l'on emploie l'électroscope, on peut le charger soit avec une petite machine statique, soit avec un bâton de résine frotté.

Les premiers appareils basés sur ce principe ont été de simples électroscopes chargés au préalable d'une quantité connue et soumis à l'irradiation X. On déduisait l'intensité de celle-ci de la vitesse de chute des feuilles d'or (appareils de Benoist, de Thomson, de Jaubert de Beaujeu). Chaque appareil devait alors être soumis à un étalonnage préalable en rapport avec sa capacité et la charge qu'on lui donnait.

Villard, dès 1908, a présenté la première chambre d'ionisation pratique, qui a précédé de beaucoup les appareils d'ionisation usités en Allemagne. L'aiguille d'un électromètre est chargée par l'ionisation sous l'influence des rayons X, de l'air compris entre une plaque reliée à l'électromètre et un conducteur chargé à potentiel constant. L'aiguille dévie jusqu'à toucher un butoir qui la décharge et revient alors à sa position initiale; puis le cycle recommence. Ce mouvement de va-et-vient manœuvre le cylindre d'échappement d'un compteur et celui-ci totalise le nombre des oscillations de l'aiguille, nombre qui est proportionnel à la quantité de rayons X reçue par l'appareil.

L'iontoquantitomètre de Szilard, décrit en 1914, est formé d'une petite chambre d'ionisation capable d'être introduite dans les cavités naturelles (rectum, vagin), et reliée à l'appareil de mesure par un câble flexible bien isolé de l'enveloppe extérieure métallique. L'appareil de mesure est un électromètre d'un modèle spécial, chargé par une petite machine statique contenue dans le boîtier de l'appareil. Celui-ci étant chargé, l'aiguille de l'électromètre prend une position fixe. Dès que le faisceau X tombe sur la chambre d'ionisation, le système se décharge, et la vitesse de déplacement de l'aiguille peut servir de mesure à l'intensité du rayonnement. L'appareil est gradué à l'aide d'un étalon radioactif à pouvoir ionisant connu, en mégo-mégaires, quantité d'énergie radiante capable de produire un million de fois un million d'ions.

Friedrich et Krœnig ont décrit également un ionomètre dont la chambre d'ionisation réalise un progrès en ce sens qu'elle est constituée en corne graphitée et que son armature centrale est également en graphite. Le poids atomique du C étant 12, le rayonnement caractéristique secondaire est supprimé dans les conditions des expériences.

La maximètre de Kupferlé et Lilienfeld comporte une chambre d'ionisation accolée à un électroscope. Celui-ci est chargé au moyen d'un bâton d'électricité frotté. Sous l'influence du rayonnement X, un courant s'établit entre l'armature centrale reliée à l'électroscope et la paroi de la chambre reliée à la terre. L'électroscope se décharge et de la vitesse de chute des feuilles on déduit l'intensité du rayonnement.

D'autres appareils ont encore été proposés en Allemagne. Tous, sauf celui de Friedrich et Krœnig, n'ont pas assez tenu compte de l'erreur introduite par le rayonnement secondaire au niveau de la chambre d'ionisation ou de l'appareil de mesure.

En France, un ionomètre a été proposé récemment

par Iser Solomon. Il se compose d'un appareil de mesure, d'une chambre et d'un conducteur.

L'appareil de mesure est un électroscope à feuilles d'or dont la sensibilité peut être graduée par l'emploi de deux capacités différentes. Les déplacements de la feuille d'or se lisent sur une glace dépolie portant une échelle graduée en degrés. La charge se fait au moyen d'une petite machine électrostatique à frottement contenue dans le bâti de l'appareil. L'électroscope est entouré d'une épaisse cuirasse de Pb reliée à la terre qui en assure la protection électrostatique et l'étanchéité aux rayons X.

La chambre d'ionisation est formée d'un petit cylindre creux en graphite, renfermant une tige centrale de graphite soigneusement isolée du cylindre et reliée au conducteur par un montage en baïonnette. Les dimensions extérieures de la chambre (15^{mm} sur 30^{mm}) sont telles que l'introduction dans les cavités naturelles est possible.

Le conducteur reliant l'électroscope et la chambre d'ionisation est formé d'un fil d'acier parfaitement protégé contre les fuites spontanées par une épaisse couche isolante, le tout étant recouvert d'un tube de laiton relié à la terre.

Le temps de chute de la feuille d'or amené préalablement à une division donnée de la graduation, permet de mesurer l'intensité du rayonnement X ionisant.

Jaeger a décrit tout récemment un dispositif ionométrique construit par la maison Siemens : le « Siemens-Rœntgen-Dosismesser », dont l'originalité réside moins dans la chambre d'ionisation, qui peut être d'un modèle quelconque, que dans l'appareil de mesure du courant d'ionisation. L'armature externe de la chambre est reliée au pôle négatif d'une source dont l'autre pôle est à la terre. L'armature interne est également reliée à la terre, ce qui ferme le circuit, par l'intermédiaire d'une forte résistance ohmique. La différence de potentiel entre les deux bornes de cette résistance dépend de deux facteurs : la résistance elle-même, dont il est facile de connaître la valeur une fois pour toutes, et l'intensité du courant qui la traverse. La loi d'Ohm nous donne en effet : $E = IR$. On voit que R étant constant, E peut servir à caractériser le courant d'ionisation tout aussi bien que I. C'est E que l'auteur se propose de mesurer, grâce à un dispositif dont il emprunte l'idée à la T. S. F.

Son appareil, dit « amplificateur », consiste essentiellement en une enceinte de verre, dans laquelle est atteint un vide très poussé, analogue à celui des tubes Coolidge.

Ce tube amplificateur contient trois électrodes : *a*) la catode K, formée d'un filament à incandescence dont le chauffage est assuré par un courant accessoire; *b*) l'anode A, cylindre métallique entourant la catode; *c*) une grille G, interposée entre A et K et constituée par un fil spécial très fin enroulé autour du même axe que l'anode.

Un courant peut traverser cet appareil, comme pour les tubes Coolidge, si la catode émet des électrons, c'est-à-dire si elle est portée à l'incandescence (courant accessoire). L'anode, chargée positivement, attire ces électrons et rend ainsi possible un transport d'électricité à travers le tube. L'influence de la grille G est fondamentale. Si elle est chargée positivement, elle attire les électrons. Mais comme elle est constituée d'un fil spécial très fin, les électrons traversent les mailles et vont frapper l'anode. Au contraire, si elle est chargée négativement, c'est-à-dire s'il existe entre elle et la catode une source dont le pôle négatif soit relié à la grille, elle repousse les électrons. Aucun de ceux-ci n'atteignant l'anode, le courant est interrompu à travers le tube. Il est donc possible, en donnant à cette grille des tensions différentes, de modifier le courant traversant le tube, de l'affaiblir ou de le renforcer. La courbe de variation de l'intensité du courant traversant le tube, en fonction de la différence de potentiel existant entre la catode et la grille est appelée par Jaeger la « caractéristique du renforçateur ».

En possession de cette caractéristique, établie expérimentalement, on conçoit que l'appareil puisse servir à la mesure du courant d'ionisation par la mesure de E, différence de potentiel aux bornes de la résistance ohmé que R considérable intercalée dans le circuit de ce courant. En effet, si R est de 10 milliards d'ohms par exemple, que l'intensité du courant d'ionisation soit de un dix milliardième d'ampère, la différence du potentiel entre les deux extrémités de R est de 1 volt. Si nous introduisons cette différence de potentiel entre la catode et la grille du renforçateur, nous produisons une modification du courant traversant l'appareil, modification dont l'importance peut être lue sur la couche caractéristique, et suivant la construction de l'appareil, la modification pourra être cent mille fois plus importante par exemple que l'intensité du courant provocateur de cette modification. Il est alors possible de connaître l'intensité du courant d'ionisation, par lecture directe sur l'appareil de mesure du courant du renforçateur, si cet appareil a été préalablement gradué en fonction de la caractéristique de l'amplificateur et de la résistance ohmique introduite dans le courant d'ionisation.

Jaeger a réalisé sur ce principe un dispositif ionométrique dont il a réuni les instruments de lecture et de commande, ainsi que les sources nécessaires, dans une petite table transportable, sur laquelle peut même être fixée un appareil enregistreur, dont la courbe renseigne d'un seul coup d'œil sur la marche de l'irradiation.

La méthode de Jaeger est encore trop récente pour qu'il soit possible d'en juger toute la valeur. Cependant, son principe est fort séduisant, et la facilité des lectures et de l'enregistrement de l'irradiation permettent d'augurer pour lui et les appareils similaires un avenir intéressant.

Les unités ionométriques ne sont pas plus uniformes avec les différents auteurs que les unités radiologiques tirées d'autres principes. Généralement, les auteurs proposent comme unité de mesure le temps de décharge de leur appareil. Ces unités sont très difficiles à déterminer, le plus souvent elles caractérisent une instrumentation donnée. Szilard propose le mégo-mégaion, quantité d'énergie capable de produire un million de fois un million d'ions. Villard, Friedrich proposent l'unité *e*, équivalente à 1/3 H environ. C'est la quantité d'énergie nécessaire à la production par ionisation, dans un cmc. d'air, d'une quantité d'électricité égale à une unité électrostatique. Solomon propose comme unité de mesure la quantité de rayons X produisant la même ionisation qu'une quantité fixe de radium en équilibre radioactif. Le radium serait, en effet, un étalon parfait, immuable dans les conditions humaines de l'expérience, et Solomon propose le Rœntgen ou R, quantité de rayons X produisant la même ionisation qu'un gramme de Ra-élément à la seconde. C'est aussi cette unité que Winawer et Sachs proposent d'adopter. L'unité R ainsi définie est une unité d'intensité de champ X et non de quantité. Il est facile de passer de celle-là à celle-ci. Il suffit de multiplier l'intensité par le temps exprimé en secondes. Ainsi définie, l'unité R équivaut à environ 1/200 H, d'après les mesures de Solomon.

Quelle que soit l'unité adoptée, si la chambre ionométrique est constituée de matériaux convenables, la méthode donne une mesure d'intensité ou de quantité indépendante de l'appréciation physiologique de l'observateur, et ses indications dépendent peu de la qualité du rayonnement. Cependant celle-ci intervient comme dans toutes les autres méthodes de mesure. Nous avons vu, en effet, que ce n'est que pour une composition spectrale donnée et constante que l'ionisation varie rigoureusement proportionnellement à l'énergie des rayons. Les rayons durs à dose égale provoquent une ionisation inférieure aux rayons mous. Il s'ensuit que les indications de l'ionomètre ne suffisent pas sans la connaissance de la composition du rayonnement incident, mais que la correction à y apporter est la plus faible de toutes les corrections nécessitées par les différentes méthodes de dosage actuellement proposées et dues aux différences de longueur d'onde des rayons incidents.

CHAPITRE V

QUANTITOMÉTRIE INDIRECTE

On sait que la production des rayons X est due à l'arrêt brusque d'électrons dont la vitesse dépend de la différence de potentiel qui crée le champ auquel ils sont soumis, et le nombre d'intensité de ce champ. On pourrait par suite calculer la longueur d'onde de la radiation produite et son intensité en portant des données fournies par les appareils de mesure ordinaire, ampéremètre et voltmètre, mais à la condition que tous les électrons seront simultanément animés de la même vitesse. Or il n'en est rien, et il se produit en réalité des rayons de longueur d'onde fort différentes les unes des autres en raison des ralentissements successifs subis par les crépuscules d'une part, et de l'addition au faisceau indépendant des rayons caractéristiques des atomes de l'anticatode d'autre part. Il s'ensuit que la quantitométrie indirecte ne peut être rigoureuse, que ses résultats toujours approximatifs ne sont valables qu'après un étalonnage biologique préalable, avec des tubes de constance suffisante comme les tubes Coolidge, avec un générateur également constant. Ici, comme dans toute méthode, l'étalonnage devra d'ailleurs tenir compte des conditions d'application, absorption, rayons secondaires, etc., et c'est encore finalement la réaction certaine qui sert d'indicateur et de régulateur à l'action thérapeutique en profondeur.

Le milliampéremètre employé habituellement est l'appareil électromagnétique de Gaiffe, constitué par une bobine mobile entre les deux pôles d'un aimant en fer à cheval. Le courant traverse la bobine, et la déviation produite est proportionnelle à la quantité d'électricité traversant le circuit en un temps donné, quelle que soit la forme du courant. L'instrument donne l'intensité moyenne.

Pour que ce milliampéremètre puisse donner des indications exactes, le courant doit être toujours de même sens. S'il passe à l'onde inverse à travers l'ampoule, l'aiguille ne donne plus que la différence des intensités des courants directs et inverses, et la quantité de rayonnement est plus grande que celle que l'on aurait déduite des indications de l'appareil. Si l'on met dans ces conditions un voltamètre en série avec le milliampéremètre, ce voltamètre fournira un volume gazeux correspondant à la somme des intensités des deux ondes. De la comparaison des indications des deux appareils, on pourra déduire l'intensité réellement efficace au point de vue de l'émission X. Le voltamètre ne pourrait être remplacé par un appareil thermique ou un électrodynamomètre, dont les indications varient trop avec la forme du courant et le nombre des interruptions.

Werner préconise l'emploi de deux appareils : l'un type Desprez, qui donne les différences des ondes directes et inverses; l'autre constitué par une bobine contenant deux petits barreaux de fer doux, l'un mobile, l'autre fixe, qui agissent l'un sur l'autre. Le barreau mobile est relié à l'aiguille de l'instrument. Peu importe alors le sens du courant, les actions s'ajoutent toujours, et on a la somme des intensités. La demi-somme des indications des deux appareils donne le courant direct.

D'ailleurs, ces mesures à l'aide de deux appareils donnant l'un la somme, l'autre la différence des deux ondes, ne devraient jamais pouvoir être effectuées; l'onde inverse devrait en effet toujours être soigneusement éliminée, son passage constituant non seulement une cause de détérioration des appareils, mais aussi une cause d'erreur.

L'appareil de Gaiffe eut vite sa place dans toute installation radiologique, et, en 1908, se vit réalisé le second vœu de Bergonié, la présentation d'un voltmètre capable de donner des indications sur la tension du circuit secondaire. Cet appareil fut présenté par Klingelfüss à la suite de ses recherches sur les bobines d'induction. Il est constitué par un voltmètre à fil thermique placé en dérivation sur quelques spires de l'enroulement secondaire et fut dénommé scléromètre, étant donné son but primitif, analogue à celui du spintermètre, renseigner sur la dureté du renforcement émis.

Klingelfüss vérifie avec son appareil la relation entrevue par Bergonié entre la puissance du courant d'alimentation et le temps nécessaire à la production d'un effet donné par le faisceau émis, de sorte que l'on peut écrire E i t = C, si E est le voltage secondaire, i l'intensité du courant secondaire et C une constante de l'appareillage. C étant connu par étalonnage préalable de cet appareillage, il est facile de déduire le temps t nécessaire à l'obtention d'un effet donné, d'après les lectures de E et i faites aux appareils. Cette relation, base de la méthode indirecte, fut vérifiée électroscopiquement par Beaujeu, et l'on admit l'indépendance des appareils avec la forme dans le temps du courant d'alimentation du tube, à la suite de quelques expériences.

Furstenau remarque que toute l'énergie du courant n'est pas employée à la production du faisceau X utilisé même en supposant que passe seule l'onde directe. En effet, tous les rayons catodiques ne vont pas frapper l'anticatode, et seuls ceux qui atteignent cette anticatode donnent un effet utile. Aussi, Furstenau préconise-t-il de relier seuls l'anode et la catode à la source et de mettre en relation électrique l'anticatode et la terre. Dans ces conditions, il se produira dans ce dernier circuit un courant électrique entretenu par les particules électriques parties de la catode et, parmi celles-ci, par celles-là seules qui frapperont l'anticatode. Aussi, Furstenau propose-t-il de mesurer ce courant, dont l'intensité serait proportionnelle à l'énergie réellement dépensée à la production du faisceau X utilisé. Il emploie comme instrument de mesure un thermomètre à alcool dont le réservoir est traversé par le courant anticatodique. Sous l'influence de ce passage, la température de l'alcool s'élève, la colonne liquide monte, et de l'importance de cette ascension dans la tige du thermomètre préalablement graduée, l'auteur pense pouvoir mesurer la quantité de rayons X émis par l'ampoule.

C'est là une méthode qui, pour être assez séduisante, n'en est pas moins difficile à appliquer. D'ailleurs, la situation du niveau supérieur de l'alcool du thermomètre dépend aussi de la température extérieure, et la méthode est inapplicable si l'on met en relation électrique l'anticatode et l'anode, ce qui se produit le plus souvent pour des raisons de fonctionnement et de rendement. Aussi, cette méthode ne s'est-elle pas généralisée. Il n'en est pas de même du procédé précédent, car actuellement nombre d'installations radiographiques, sinon toutes, comportent un milliampéremètre et un voltmètre. Celui-ci n'est cependant pas toujours du modèle de Klingelfüss, qui nécessite des bobines construites d'une façon spéciale, et souvent le voltmètre mesure la tension primaire, de laquelle on déduit le voltage secondaire d'après les caractéristiques de la bobine.

Une application de la méthode indirecte a été tout récemment proposée par Miramond de la Roquette, avec sa balance radiologique. « Elle se compose d'un plateau oscillant sur des couteaux, d'un support et d'une dizaine de poids égaux. Sur la face supérieure du plateau sont tracées des échelles graduées qui correspondent aux divers éléments de calcul de la méthode indirecte : temps d'irradiation, quantité du rayonnement évaluée en unité H, intensité du courant en milliampères, pénétration du rayonnement, distance de l'anticatode au point considéré. Le plateau est posé sur le support de façon à osciller librement sur l'arête des couteaux formant l'axe de rotation : il doit être en équilibre sans l'aide d'aucun poids. Il est également en équilibre quand les poids placés correspondent à cette durée expérimentalement établie : 5 H en surface sont obtenues en 10 minutes sans filtre, à 15 cm. de distance, avec 1 milli et VI° sclérométriques (unités de pénétration définies par l'auteur, soit 5 à 6° Benoist). Pour résoudre un problème, c'est-à-dire déterminer une quantité inconnue (temps de pose, dose de rayonnement incidente) et dépendant des autres quantités connues (intensité, degré sclérométrique, distance), on place un poids sur chaque échelle de donnée comme à la graduation correspondante ; on place ensuite un poids sur l'échelle de l'inconnue, et on le fait glisser jusqu'à ce que soit rétabli l'équilibre. On lit le résultat sur l'échelle à la graduation où le poids s'est arrêté. Les poids employés sont tous égaux, en cuivre de 20 grammes. »

Les échelles gravées sur la table sont les suivantes : intensité en milli, tension-degré sclérométrique, distance, durée de l'irradiation, quantités de rayons X. Il est adjoint sept échelles pour tenir compte de la filtration et de l'épaisseur des tissus traversés (ce qui permet de se rendre compte de la dose parvenant à une profondeur donnée du corps), correspondant chacune à un degré sclérométrique de V à XI, et pour l'usage desquelles on assimile 1^{mm} Al à 1 cm. de tissu traversé ; en outre, une échelle intervient pour la radiographie, suivant le pouvoir multiplicateur de l'écran renforçateur, et une dernière échelle permet de tenir compte des facteurs accessoires de l'installation, les calculs ayant été effectués, la balance établie pour l'appareillage courant de moyenne puissance, tubes à gaz et plaques ordinaires.

On conçoit qu'en possession de cet appareil, on puisse déterminer rapidement, sans calcul, la dose donnée à un moment quelconque d'une séance d'irradiation, d'après les caractéristiques du dispositif de production des rayons employés. D'ailleurs, d'après son auteur lui-même, « pour obtenir de la méthode toute la précision désirable, chaque opérateur doit mesurer une première fois le rendement de son appareillage et le débit de son tube, soit avec des pastilles radiométriques, soit avec un fluoromètre ou un ionomètre ». On constaterait alors « qu'avec une ampoule bien réglée et surveillée, on obtient, dans des conditions exactement déterminées d'intensité, de tension, de distance et de temps, des effets chimiques ou biologiques constants, et que les variations de résultats observées dans les diverses conditions d'application et d'expériences concordent régulièrement avec les données de la balance ».

Ce n'est cependant pas que la méthode indirecte ne soulève ni objection ni critique. A l'idée première de la constance des indications des appareils à énergie égale, quelle que soit la forme du courant dans le temps, s'est substituée la certitude inverse. Salomonson, en 1912, conclut de nombreuses expériences que « le nombre des interruptions par secondes, et peut-être aussi la forme de la courbe, ont une grande importance sur les indications du milliampéremètre », et que, « dans tous les cas, il ressort avec une évidence parfaite que les indications du milliampèremètre ne permettent pas de doser exactement les rayons ».

En ce qui concerne l'appareil de mesure des tensions, le même inconvénient se retrouve et a été mis en évidence par Schempp qui, observant des variations considérables dans le rendement de son tube, malgré des indications similaires de ses appareils, en particulier de son voltmètre, en trouve la cause, après éliminations successives, dans le manque d'apériodicité de cet appareil, qui donne des indications différentes suivant le nombre des interruptions. L'appareil donne un chiffre plus bas quand les interruptions sont moins fréquentes. Pour éviter cette cause d'erreur, on peut établir des courbes en fonction de la tension du réseau extérieur (qui règle la vitesse de l'interrupteur) et des indications du kilovoltmètre. Il est plus simple de maintenir constante la vitesse de l'interrupteur, à l'aide d'une résistance accessoire et d'un voltmètre en dérivation sur lui, réglé sur la tension la plus basse du réseau extérieur, voltmètre qui sert alors de tachymètre.

Dans ces conditions, si la vitesse de l'interrupteur reste constante, si l'intensité et le voltage du courant primaire restent constantes, si aussi la résistance du tube ne varie pas le cours d'une expérience, on conçoit que l'intensité du rayonnement restant alors la même dans toute la durée de cette expérience, la mesure dosimétrique puisse être effectuée par simple lecture du temps, après étalonnage préalable de l'instrumentation par un procédé de mesure direct. Encore faut-il faire remarquer, avec Salomonson, que cette méthode n'est valable, d'après ses expériences, que pour des intensités de 1mA5 à 3mA. De plus, nous avons dit que la résistance du tube devait rester la même pendant toute la durée de l'expérience. Or ces tubes à gaz raréfiés subissent en cours de fonctionnement des variations de résistance assez rapides et spontanées, la résistance tendant à s'accroître, les rayons émis devenant donc plus durs et l'intensité X tendant à baisser. Comme il est très difficile de lutter contre ce durcissement spontané de l'ampoule, on voit que l'une des conditions nécessaires à la méthode ne peut être réalisée que par l'emploi d'un régulateur automatique du vide de l'ampoule.

A ce point de vue, beaucoup plus intéressants sont les tubes dits « à vide », construits d'abord par Coolidge. On avait pensé tout d'abord que la température du filament catodique étant la cause productrice des ions, l'intensité du courant produisant l'élévation de température de ce fil réglant alors l'émission de ces ions, dont le nombre règle également l'intensité de l'émission X, il suffirait de faire varier l'intensité de ce courant pour faire varier parallèlement l'intensité du faisceau X, dont le degré de pénétration ne serait régi, au contraire, que par le voltage du courant traversant le tube. La réalité est un peu différente, car si les ions sont bien les vecteurs de l'électricité de l'anode à la catode, et si leur nombre régit par suite l'intensité du faisceau X, ce même nombre régit également la facilité de passage de courant; par suite la résistance du tube, donc la chute de potentiel aux deux électrodes et la pénétration du faisceau émis. On ne peut donc songer, comme on l'avait espéré tout d'abord, faire varier l'intensité du rayonnement émis en augmentant l'intensité du courant de chauffage, sans faire varier en même temps la pénétration.

Si cette espérance avait été confirmée, avouons que le problème radiothérapique aurait été près de sa solution, pénétration et intensité du faisceau subissant des variations indépendantes. On avait pensé aussi que le rayonnement du tube Coolidge était plus homogène que celui du tube à gaz. Là n'est cependant pas l'avantage du tube Coolidge sur le tube ordinaire. L'expérience a montré que le rayonnement émis n'était guère plus homogène que celui du tube à gaz.

Mais là où se révèle sa supériorité jusqu'ici incontestée, c'est dans sa marche parfaitement régulière; si les caractéristiques du courant d'alimentation ne varient pas, le rayonnement émis reste, après plusieurs heures de fonctionnement, identique en qualité et en quantité au rayonnement initial. Le tube Coolidge permet donc de résoudre l'objection que nous soulevions à la méthode indirecte, en raison des variations de fonctionnement du tube à gaz en lui-même.

Il ne permet cependant pas d'éluder la nécessité d'une constance parfaite du courant d'alimentation du tube, nécessité affirmée d'ailleurs par Gaiffe pour une installation quelconque dès la présentation de son milliampèremètre.

Mais que l'on emploie le tube à gaz à régulateur automatique ou que l'on se serve du tube à vide, il est nécessaire d'étalonner au préalable l'installation dont on dispose par comparaison avec un réactif s'adressant directement au faisceau émis, afin de connaître la constante de transformation d'énergie de cette installation. Or, comme celle-ci varie avec les intensités, les voltages, il est nécessaire de construire des courbes capables de la donner pour toutes les conditions susceptibles d'être réalisées. Comme elle varie aussi avec la nature et la construction des appareils employés, on voit que la méthode indirecte ne peut constituer une méthode de comparaison entre deux installations différentes, qu'elle ne peut s'appliquer qu'à l'installation pour laquelle un étalonnage préalable a été réalisé, sans que cet étalonnage puisse servir à une installation voisine. C'est là un gros défaut de la méthode, puisqu'il empêche, si aucun autre moyen de dosage n'a été employé simultanément, un expérimentateur de reproduire exactement les conditions d'expérience d'un autre expérimentateur.

CHAPITRE VI

QUANTITOMÉTRIE BIOLOGIQUE

Les rayons X devant agir dans un but thérapeutique sur de la matière vivante, il semble rationnel de chercher parmi les êtres vivants un réactif capable d'amener à leur dosage. Les noms de « dose cutanée », « dose érythème », fréquemment employés, indiquent d'ailleurs cette préoccupation. Cependant, si nous envisageons les conditions de réponse du réactif biologique à l'excitation X, nous voyons que cette réponse est loin d'être immédiate. Par exemple, l'érythème n'apparaît souvent que plusieurs heures, plusieurs jours ou même plusieurs semaines après la fin de l'irradiation, de même les phlyctènes et les escharres. La régression d'une tumeur demande quelques jours au moins pour devenir sensible, de sorte que l'on ne peut juger de la dose X fournie à son action biologique que longtemps après la fin de l'irradiation dans la plupart des cas. Aussi, le réactif biologique ne peut-il constituer un moyen de dosage appelé à être consulté en cours d'irradiations pour connaître la dose déjà fournie. Par contre, il peut fournir un moyen d'étalonnage précieux d'un appareillage donné, si l'on a le temps nécessaire à l'étude de ses réponses.

En effet, pour le radiothérapeute, la matière vivante est le réactif dont les variations doivent être *à priori* les plus voisines de celles de la matière vivante irradiée thérapeutiquement.

Théoriquement, on peut s'adresser à deux réactifs biologiques différents : le réactif animal et le réactif végétal; tous deux ont d'ailleurs été proposés.

Dans le règne animal, on a choisi différents réactifs : homme, lapin, souris. Le premier de ces réactifs a été accidentel, si l'on peut dire, et a eu son ère bornée aux premiers pas de la pratique radiothérapique. Son emploi fut le résultat d'accidents non voulus, résultant de l'ignorance où l'on était des effets biologiques de la radiation Rœntgen. C'est d'ailleurs pour chercher à éviter de tels accidents que furent proposées les premières méthodes dosimétriques X. Il en est resté une trace cependant dans le langage radiologique avec les expressions de dose cutanée, dose d'érythème.

La souris peut être mise à contribution, et l'on a proposé pour dose soit la dose de N°5 B nécessaire à la destruction des cellules néoplasiques de sa tumeur expérimentale (Russ), soit la dose nécessaire à la destruction de son tissu lymphoïde (Meyer et Ritter); Ghilarducci propose d'autre part, comme unité de mesure biologique, la dose capable de provoquer une gastrique ulcéreuse chez un lapin de 1.000 grammes.

Remarquons que ces unités ne sont pas tout à fait comparables entre elles, car alors que les doses d'érythème, les doses d'épilation peuvent être obtenues avec des rayons de dureté très différente, les doses de destruction lymphoïde, de gastrite ulcéreuse ne peuvent être atteintes avec intégrité de la peau que par des rayons pénétrants. C'est là une question sur laquelle nous reviendrons.

En ce qui concerne le règne végétal, Guilleminot a montré depuis longtemps l'action nocive exercée par les rayons X sur la germination des graines de diverses espèces et la croissance des jeunes plantules. Il expérimenta sur des raves, des radis, navets, giroflées, volubilis, haricots. Il y a peu de temps, Jüngling reprit cette étude en employant les graines de Vicia faba equina (haricot de cheval) et obtint des résultats assez constants pour que cet auteur croie possible de préconiser la germination des graines après irradiation pour évaluer la dose absorbée par elles. Je n'entrerai pas dans les détails de son procédé, qui lui sert à l'étalonnage de ses installations Coolidge, et n'en décrirai que le principe.

Il soumet les graines germées en conditions spéciales, à l'irradiation X de faisceaux de qualités différentes et sous des profondeurs d'eau variant de 0 à 15 cm. (ceci pour se mettre dans les conditions de la radiothérapie profonde, lorsqu'il s'agit de rayons très pénétrants, et pour étudier l'absorption dans la profondeur). Les graines irradiées sont ensuite soumises à la germination dans la sciure de bois humide, dans une chambre à température variable, ou même, pour plus de rigueur, dans un thermostat. Leur croissance est ensuite observée journellement. Des expériences de contrôle sont faites avec des témoins non irradiés.

Sous l'influence de l'irradiation, on constate une

perturbation dans la croissance des radicelles par rapport à celle des témoins non irradiés. Au plus haut degré de nocivité X, la croissance de la radicelle se suspend le quatrième jour, et les jours suivants ne se forme aucune racine latérale. C'est la dose maximale « Volldosis » V. D. A dose moindre, la pointe de la racine pousse très lentement jusqu'au quatrième ou sixième jour (1^{mm} environ), puis plus rapidement à la suite de la formation d'une nouvelle pointe. Très fréquemment, au huitième ou neuvième jour, dans le voisinage de cette pointe apparaissent des racines latérales. La dose qui a été reçue est alors de 80 % environ de V. D. C'est la Mitteldosis II, dose moyenne II, M D II.

Pour 50 à 60 % de V. D., il y a une longue perturbation de la croissance en longueur, qui ne va cependant jamais jusqu'à l'arrêt complet, avec prépondérance des racines latérales sur la racine principale. C'est la Mitteldosis I. MD. I.

L'apparition tardive ou rare de racines latérales sans autres phénomènes correspond à 35 % environ de V. D., si le retard est de quarante-huit heures.

En dessous de 10 % environ de V. D., on n'observe aucun retard dans l'apparition des racines latérales, et même au contraire une accélération de la croissance. Ce sont là des doses stimulantes Reizdosis R. D.

Il y a donc, dans l'emploi de la réaction biologique aux haricots, une méthode d'étalonnage intéressante, car on a maintes fois montré que la réaction du haricot pour des rayons de qualité donnée était parallèle à la réaction cutanée pour des rayons de même qualité. Malheureusement, la lenteur des résultats même ne permet pas d'en faire une méthode à laquelle on peut recourir en cours d'application; mais elle constitue un mode d'étalonnage précieux qui semble supérieur, par la qualité vivante du réactif, à toutes les autres méthodes d'étalonnage basées sur les propriétés physiques ou chimiques.

CHAPITRE VII

LES UNITÉS DE QUANTITÉS X

On peut dire sans exagération qu'il y a autant d'unités radiologiques que de quantitomètres, et nous en avons vu chemin faisant toute la variété. Les unités comme les quantitomètres sont tirées des actions biologiques, chimiques ou physiques des rayons X. Nous allons rapidement les passer en revue.

Les unités chimiques sont l'unité H, l'unité I, le kalom, l'unité V et l'unité S. N.

L'unité H, définie par son auteur Holzknecht « le 1/3 de la quantité X compatible avec l'intégrité de la peau, et n'amenant sur la peau du visage de l'adulte qu'une très légère réaction inflammatoire », est en réalité une unité biologique. L'auteur fut amené à la modifier et à admettre plus tard que 5 H sont nécessaires à l'érythème et la dépilation.

L'unité V de Zimmern, ainsi appelée en l'honneur de Villard, qui découvrit l'action des rayons X sur les platinocyanures, répond à la dose nécessaire à l'obtention de la teinte B à la pastille de Sabouraud-Noiré.

L'unité S N (proposée par Ledoux-Lebard du nom de Sabouraud-Noiré) répond à la même définition.

L'unité K, ou kalom de Schwartz, est la quantité de rayons X reçue par la peau quand le liquide commence à se troubler dans le tube à oxalate, celui-ci étant à mi-distance de la peau et de l'anticatode.

L'unité I, de Bordier, est la dose de rayons X qui, agissant normalement sur la surface de 1 cmq. d'une solution à 2 % d'iodoforme dans le chloroforme épaisse de 1 cm., libère dans ce cmc. de solution un déci-milligramme d'iode.

L'unité M, de Guilleminot, est la quantité X qui, agissant dans les mêmes conditions, libère $1g \times 10^{-8} \times 60$ d'iode.

De toutes ces unités, les quatre premières sont en réalité des unités biologiques et répondent aux mêmes critiques qu'elles. Leur peu de précision empêche de les considérer comme des unités au sens physique du mot.

Au contraire, l'unité I et l'unité M sont caractérisées par la précision de l'effet qui leur est demandé. On peut les considérer comme susceptibles d'être reproduites partout identiques à elles-mêmes. Elles se rapprochent par là de la plupart des unités physiques que nous allons passer en revue maintenant.

Ce sont l'unité V de Villard, l'X de Kienbœch, le mégo-mégaion de Szilard, l'unité e de Friedrich, l'unité R de Solomon.

L'unité V de Villard est la quantité X qui libère

par ionisation une unité électrostatique par cmc. d'air dans les conditions normales de température et de pression. C'est également la définition de l'unité e de Friedrich.

Szilard propose le mégo-mégaion, quantité d'énergie X capable de produire un million de fois 1.000.000 d'ions.

Solomon préconise le Rœntgen, quantité de rayonnement produisant la même ionisation qu'un gramme de Ra élément à la seconde.

Beaucoup d'auteurs, dans la méthode ionométrique, proposent comme unité la quantité de rayons nécessaire à la décharge de leur appareil.

L'unité X de Kienbœck correspond à la quantité de rayons nécessaires à la production de la teinte n° 1 de son échelle. Elle dévie donc de la comparaison avec l'effet cutané, et par là est donc imprécise, comme les unités biologiques que nous allons étudier.

Ces unités biologiques sont nombreuses. Ce sont la dose d'érythème, la dose d'épilation, la dose de nécrose superficielle, les doses d'excitation des différents organes, les doses de castration, les doses de sarcome, de carcinome et bien d'autres encore. Elles sont peu précises et répondent moins à des unités théoriques qu'à des quantités à atteindre pour obtenir tel effet thérapeutique. Ces doses biologiques sont basées sur la connaissance des radiosensibilités des différentes cellules normales ou pathologiques, et l'on peut pour chaque organe considérer au moins deux doses : la dose de nécrose et la dose d'excitation.

De toutes ces doses biologiques, une seule est pratiquement utilisée en pratique, à laquelle on compare bien souvent toutes les doses biologiques. C'est la dose cutanée, dite encore dose d'érythème, et son emploi permet aux auteurs qui, ayant étalonné préalablement leur appareil, ne pratiquent pas un dosage physique à chaque application, de pouvoir publier leurs résultats et les comparer à ceux de leurs confrères. Il serait cependant à souhaiter que se perde cette habitude et que l'on emploie une mesure unitaire de l'intensité du faisceau X ou de la quantité totale de radiation administrée, dont l'unité soit définie avec rigueur.

A quel procédé de mesure devrait être empruntée cette unité? C'est là une question importante qui ne peut être qu'amorcée à l'aide de différentes considérations.

L'unité choisie devra être susceptible d'être reproduite sinon facilement, du moins avec une rigoureuse exactitude par tout expérimentateur. Les unités I, M, e, R, l'unité de Szilard répondent à cette condition. De plus, le réactif choisi, des indications duquel on devra induire les réactions biologiques, devra par suite réagir au rayonnement d'une façon aussi parallèle que possible à la réaction de l'organisme. C'est la question que nous allons étudier dans le chapitre suivant; mais nous croyons qu'au préalable il peut être utile de donner un tableau comparatif des valeurs des unités ci-dessus décrites.

UNITES									
H	V (Zimmern)	5 N Ledoux-Lebots	I (Bordier)	M (Guilleminot)	V=E (Villard, Friedrich)	R (Solomon)	X (Kienbœck)	K (Schwartz)	Biologique
14				125 M	3 e	200 R	2 X		Dose
5 H	1 V	1 S N	3 à 4 I	625 M	15 e	1000 R	10 X	3 5 K	d'érythème

CHAPITRE VIII

LE RÉACTIF IDÉAL

Considérons un rayonnement monochromatique, c'est-à-dire composé de rayons ayant tous même longueur d'onde, et supposons que ce rayonnement tombe à la fois sur un tissu vivant T et un autre corps R susceptible de se modifier sous son influence : le corps R, réactif, pourra dans ces conditions être quelconque, et toutes les fois que le rayonnement aura produit sur R un effet déterminé, il aura produit également une action déterminée sur T, et comme à chaque effet défini sur R correspond un effet également défini sur T, on conçoit que le dosage de l'effet R puisse servir au dosage de l'effet I.

« Donc, ainsi que le dit Guilleminot, à condition de s'en tenir aux faisceaux monochromatiques, n'importe quel réactif est bon en principe, au moins entre un certain maximum et un certain minimum, et ce qui fait la supériorité de l'un ou de l'autre, c'est uniquement sa valeur dosimétrique, je veux dire la précision qu'il permet de réaliser dans la mesure de l'effet qu'il subit.

Si des faisceaux monochromatiques nous passons aux faisceaux ordinaires, la situation est toute différente. En effet, un faisceau ordinaire peut être regardé comme la somme d'un nombre très grand de faisceaux simples. Pour chacun de ces faisceaux simples, il est entendu que la mesure de l'effet I peut se faire par le dosage de R. Mais quand on compare deux de ses faisceaux simples de longueur d'onde différentes, il est à prévoir que, pour des effets égaux sur le réactif R, la réaction biochimique sera différente, soit parce que la fraction absorbée est différente dans R et dans T pour chacun des faisceaux, soit parce que l'effet R et l'effet T peuvent être produits électivement par telle ou telle longueur d'onde mieux que par telle autre. On peut donc dire que c'est une erreur dangereuse que prétendre mesurer l'effet T sur un tissu par l'effet R sur un réactif sans plus ample informé, et le danger est d'autant plus grand que le réactif choisi nous donne entre certaines limites l'illusion du parallélisme entre les effets T et R.

D'après cela, le réactif idéal devrait répondre aux desiderata suivants : posséder un radiochroïome identique à celui de la matière vivante et posséder les mêmes électivités de réaction que cette même matière vivante. Or cela n'est pas. Quand on passe des rayons X de grande longueur d'onde à des rayons X de plus courtes longueurs d'onde, le taux d'absorption dans le réactif ne varie pas comme dans les éléments radiosensibles des tissus. D'autre part, pour des doses égales de rayonnement de différentes longueurs d'onde, absorbées par le réactif ou par les éléments tissulaires, les réactions électives ne varient pas parallèlement.

La méthode chimique avait donné au début l'illusion d'être assez rapprochée de la méthode idéale. Cette illusion n'a été que de courte durée. Il en est de même pour la méthode sélénéométrique, dont les indications sont d'ailleurs si peu fidèles qu'elle est presque universellement abandonnée aujourd'hui. Guilleminot, promoteur de la fluorométrie, reconnaît lui-même le manque de parallélisme entre son réactif et l'élément vivant, si l'on veut appliquer à un rayonnement de dureté donné les résultats obtenus avec un rayonnement d'autre qualité. A l'heure actuelle, c'est le réactif ionométrique qui semble le plus voisin du réactif idéal; cependant, l'expérience à ce sujet est encore récente et la suite des observations viendra sans doute montrer également qu'il en reste éloigné. C'est donc à la réaction de la matière vivante elle-même que nous devrions nous adresser. Malheureusement, la méthode biologique est longue, les réponses sont tardives; parfaite pour l'étalonnage d'une installation, elle est impraticable pour suivre la marche d'une irradiation au moment même de cette irradiation. Encore ne dispose-t-elle pas de la connaissance de la dureté du faisceau incident, de sorte qu'en définitive, quel que soit le réactif choisi, l'expérimentateur ne peut en aucune façon se dispenser d'étudier son réactif pour les différentes qualités de rayonnement qu'est capable d'émettre son installation. Il est nécessaire qu'il établisse un barême des doses reçues par son réactif pour ses indications successives avec des rayonnements de dureté différente. Ce n'est qu'en possession de ce barême qu'il pourra réellement affirmer qu'avec un rayonnement de qualité donnée, à tel effet sur son réactif correspond tel effet cherché sur le tissu vivant. L'établissement de ce barême a été réalisé par Guilleminot pour le réactif fluoroscopique. Il serait à souhaiter qu'il en soit de même pour tous les réactifs, en particulier pour la méthode ionométrique, qui semble, par ses perfectionnements incessants et la plus grande rigueur de ses mesures, devoir être la méthode de l'avenir. Le temps nous a malheureusement manqué pour entreprendre ce travail délicat de longue et minutieuse expérimentation.

CONCLUSIONS

I. — La dosimétrie chimique n'est pas d'une précision absolue (pastilles diverses). Elle est parfois d'un emploi difficile (méthode au papier photographique).

II. — La dosimétrie séléniométrique, séduisante par l'impersonnel de ses réponses, mais peu rigoureuse, est abandonnée.

II. — La méthode fluoroscopique est capable de fournir de bons résultats, employée dans de bonnes conditions, malgré l'introduction dans la méthode du coefficient personnel d'observation.

IV. — La dosimétrie ionométrique est particulièrement recommandée par la précision de ses mesures.

V. — La dosimétrie indirecte ne peut servir que d'indication accessoire en cours d'irradiation. Elle nécessite l'étalonnage préalable de l'installation, la constance parfaite du courant d'alimentation et du fonctionnement du tube. A ce point de vue, les tubes Coolidge doivent être préférés aux tubes à gaz.

VI. — Quelle que soit la méthode employée, il est nécessaire d'établir des barêmes en fonction de la qualité du rayonnement émis et des indications de la méthode dosimétrique adoptée, en raison du manque de parallélisme entre les réactions observées sur l'indicateur et sur les tissus vivants.

VII. — Pour l'établissement de ces barêmes, la méthode biologique doit être mise à contribution, soit que l'on cherche à provoquer l'érythème cutané, soit que l'on se serve d'une autre action biologique sur un réactif animal ou végétal.

VIII. — Enfin, les unités, nombreuses, sont critiquables en raison de cette diversité même, et sauf les unités physiques ou celles tirées du réactif de Freund, de leur imprécision. Il serait à souhaiter qu'une entente intervienne à ce sujet entre tous les radiologues et que soit adoptée universellement une seule unité de quantité X, dont la définition très précise permît la reproduction exacte en tous lieux.

BIBLIOGRAPHIE

ADLER, F. — Versuche uber das Kienbœcksche und das Holzknechtsche dosimetrische Verfahren. — Rei (6), p. 226.

ATHANASIADIS. — Action des rayons de Rœntgen sur la résistance électrique du Se. — *Le Radium*, 1909, p. 22; an. (2), p. 357.

BAUER. — La dosimétrie des rayons de Rœntgen. — *IVe Cong. Physioth.*, Berlin 1913. — (2) 1913, p. 327.

— Rœntgentaschenbuch. — Vol. IV, 1912.

— Contribution à la dosimétrie des rayons X. — (2), 1913, 2e sem., p. 64.

BAUMEISTER. — Die Dosierung nach Zeit mit Regenierautomat und Spannungshaertemesser. — (8) 1920, nº 36, t. 67, p. 1.047.

BÉCLÈRE. — Mesures exactes en radiothérapie. — *Soc. Dermat.*, 9 janv. 1902, 6 nov. 1902.

— Le dosage en radiothérapie. — *Presse médic.*, 3 fév. 1904; (2) 1904, p. 437.

— Première note sur le dosage en radiothérapie avec l'ionomètre du docteur Solomon. — *Bull. Soc. Rad. méd. Fr.*, déc. 1921, p. 182.

— L'étalonneur ionométrique du docteur Solomon. — *Bull. Ac. Méd.*, nº 18, 2 mai 1922.

BENOIST et HURMUZESCU. — Nouvelles recherches sur les rayons X (1), 1896, 1er sem., p. 379.

Benoist et Hurmuzescu. — Action des rayons X sur les corps électrisés (1), 1896, tome 122, p. 779 et 926.

Bergonié. — Les mesures électriques dans les applications des rayons X à la médecine, (2) 1904, p. 561.

— Un nouvel appareil pour la mesure de l'intensité du rayonnement de Rœntgen. — L'intensimètre du docteur Furstenau (2), 1914, p. 489.

Biquart. — Sur une modification à la méthode fluorométrique de mesure des rayons X et son application à la mesure du rayonnement des ampoules Coolidge. — (1), 28 av. 1919.

Boll et Mallet. — Données pratiques sur l'ampoule Coolidge. — *Journ. de Phys. th. et appl.*, mai-juin 1916, t. V, p. 169.

— Détermination des constantes pratiques du tube Coolidge (1), 25 sept. 16, p. 302.

— A propos du tube Coolidge. — *Paris Médical*, 1917, nº 43, p. 1.

Bordier. — Nouveau Chromoradiomètre (2), 1906, p. 363 et 415.

— Nouveau Chromoradiomètre (4), Lyon 1906, et (2), 1906, p. 566.

— Sur quelques points de technique radiométrique (2), 1907, p. 491.

— Nouveau modèle de chromoradiomètre. — (2) 1911, 1er sem., p. 71.

— Remarques sur l'évaluation des doses faibles de rayons X par le radiochromomètre de Bordier. — (2) 1911, 2e sem., p. 568.

— Facilité d'évaluation des doses faibles soit en lumière artificielle, soit en lumière naturelle par le radiochromomètre. — (2) 1912, 1e sem., p. 289.

Bordier. — Action des rayons X sur l'iode et l'iodure d'amidon en milieu aqueux. — (1), t. 163, p. 205.

— Sur une unité radiothérapique de quantité. — (1), t. 167, p. 214.

Bordier et Galimard. — Action des rayons X sur les platinocyanures, en particulier celui de Ba. Causes de leur régénération. Conséquences pratiques de cette étude. — (2) 1905, p. 323.

— Emploi des pastilles au platinocyanure de Ba pour les dosages radiothérapiques. — (2) 1905, p. 731.

— Une nouvelle unité de quantité de rayons X. — L'unité I (4), Lyon 1906, et (2) 1906, p. 567.

Bosc. — Perfectionnement dans l'emploi du chromoradiomètre du docteur Bordier. — (2) 1907, p. 374.

Bucky. — Sur une méthode de lecture correcte des pastilles servant à apprécier les doses de rayons X. — *Cong. Phys.*, Berlin 1913; (7) Bd III, S. 172; réf. (2) 1913, 1e sem., p. 328.

— Sur l'évaluation optiquement correcte des modifications de la couleur des radiodosimètres. — (2) 1914, p. 139.

Cavaillès. — Essai de photométrie radiologique. — *Th. Méd.*, Paris 1918-19.

Ceresole. — La valeur pratique en radiothérapie de l'estimation de l'effet Villard à la lumière artificielle. — (2) 1912, 1er sem., p. 10.

— L'évaluation de l'effet Villard à la lumière artificielle. — *Radiologia Medica*, nº 1, 1914; in (3), t. 1, nº 4, 1914, p. 234.

— La dosimétrie en radiologie. — *Radiologia Medica*, vol. VII, fasc. 1, 2, p. 14; in (3), t. IV, p. 470, 1919, et (2) 1920, p. 309.

Chaoul. — Les mesures en radiothérapie profonde. — (9) 1919, t. 66, nº 51, p. 1.475.

Chilaïditi. — Considérations nouvelles sur « l'échelle de Holzknecht » pour le radiomètre de Sabouraud. — (2) 10 oct. 1910.

Christen. — Über die Dosierung der Rœntgenenergie. — (9) 1911, n° 37, S. 1; an in (2) 1912, 1er sem., p. 523.

— Contribution à l'étude de la dosimétrie directe. — (8) an. in (2) 1912, 1er sem., p. 522.

— Das Lastkonto der Sabouraud pastille. — (8) 1912, Bd VIII, S. 119; réf. (6), p. 226.

— Der Begriff der Rœntgendosis. — *Deutsch. XXIX Kongr. f. inn. Méd.*, Wiesbaden 1912, S. 297; réf. (6), p. 226.

— Die physikalischen Grundlagen für die Dosierung der Rœntgenstrahlen. — (7) 1913, Bd III, S. 162; réf. (6), p. 226.

— Sur la dosimétrie des rayons X. — *IVe Cong. Physioth.* Berlin 1913; in (2) 1913, p. 327.

— Radiometry (14) 1914, nov., p. 1; réf. (6), p. 226.

— Strahlenmessung in der Medizin. — *Verh. d. Schweizer Naturforsch. Gesellsch.*, 1914, II. Teil, S. 1; réf. (6), p. 226.

— Messung der Flaechenenergie unabhaengig vom Hærtegrad. — (10) 1915, Bd XVI, S. 362; Réf. (6), p. 226.

— Landlæufige Irrtümer über Strahlenmessung. — (7) 1916 H. 16, S. 452; Réf. (6), p. 226.

— Energiemessungen von ionisierenden Strahlen ins besondere von Rœntgenstr. — (10) Bd XVII, S. 23; Réf. (6), p. 227.

— Zur Physik des Integraliontometers. — (10) Bd XVIII, S. 165; Réf. (6), p. 227.

— Beitrag zur Einführung der direkten Dosimetrie. — (8) Bd XVIII, S. 149; Réf. (6), p. 227.

— Direkt oder indirekt? — (8) Bd XIX, S. 93; Réf. (6), p. 227.

CHRISTEN. — Masse und Messungen in der Rœntgenkunde. — (8) Bd XX, S. 182; Réf. (6), p. 227.

— Strahlenmessung. — (11) (8) Bd XXIII, H. 1, S. 84; Réf. (6), p. 227.

— Ein neues Strahleneinheitsmass? — (9) 1919, t. 66, nº 6, p. 172.

CLUZET. — Sur le dosage en radiothérapie par la méthode électrométrique. — *Lyon Médical*, avril 1919, nº 4, p. 207.

COLE, A. — Zür Dosierung der Rœntgentherapie. — (13) mai 1915; Réf. (8), Bd XXIII, H. 6, S. 358; Réf. (6), p. 227.

CONTREMOULINS. — Recherche d'une unité de mesure pour la force de pénétration des rayons X et leur quantité. — (1) t. 134, p. 649.

CORBETT DUDLEY. — A new radiometer for use with the Sabouraud pastille. — *Roy. Soc. of Medic.*, 23 nov. 1913; in (3), t. 1, nº 2, p. 95.

— A new radiometer for use with the Sabouraud pastille. — *The Lancet*, 21 fév. 1914, et (14) mai 1914, vol. XVIII, nº 166, p. 443; Réf. (6), p. 227.

— Neues radiometer. — (14) avril 1914; Réf. (8); Réf. (6), p. 227.

COURTADE. — Un nouveau radiomètre. — *Cong. Physioth.*, Liège, 1905, et (2) 1905, p. 383.
— Emploi du gálvanoscope dans la mesure des rayons de Rœntgen. — *Soc. Rad. Med. Paris*, 10 mai 1910; in (2. 1910, p. 461.

CURTIS WOOD. — Détermination biologique du dosage des radiations. — (15), vol. III, fév. 1922, nº 2, p. 37; an. (3) 1922, t. VI, nº 6, p. 286.

CRANTHAM. — The time factor in Se-resistance. — *Phys. Review* 1914, vol. IV, Ser II, p. 259; Réf. (6), p. 227.

DAWEY, W.-P. — The factors wich determine the quantity

of Rœntgen radiation given off by an X-ray tube. — *Phys. Review*, 1914, vol. IV, Ser II, p. 208; Réf. (6), p. 227.

DESSAUER. — Homogenitæt und Dosis. —(8) Bd XXIV, H. 1, S. 35; Réf. (6), p. 227.

— Beitrage zur Messung in der Strahlentherapie. — *XI*e *Cong. de Rœntgen*. — Berlin 1920; an. (9) 1920, t. 67, nº 18, p. 528.

DIETLEN. — Vorschlag zur Einschrænkung der Gefahr von Rœntgenschædigungen und zur Gewinnung eines einheitlichen Dosierungsverfahren. — (9) 1920, t. 67, p. 1355.

DRES, IMMELMANN et SCHUTZE. — L'intensimètre du docteur Furstenau. Principes techniques et applic. pratiques. — *Rev. Espanola di Electrol. y Rodiol. medica*, IVe année, 1915, p. 245; an (2) 1915, p. 355.

DUFOUR. — Nouvelles observations sur les actions électriques des rayons de Rœntgen. — *Arch. Soc. Phys. et Nat.*, 1896, 1er sem., p. 512.

DURAND. — Une nouvelle unité de mesure de l'intensité du rayonnement d'un tube de Crookes. — (2) 1906, p. 385.

FORSTER. — Influence des rayons de R. sur la résistance électrique du Se. — *Cong. Berne* 1902, (2) 1902, p. 576.

FRAENKEL. — Fehlerquellen in der Rœntgendosierung. — *Zeitsch. f. Geburtshilfe und Gynæk.*, Bd LXXVI; Réf. (6), p. 227.

FREUND. — Nouveau procédé radiométrique. — *Soc. Med.*, Vienne, 8 avril 1904; *Wien. Klin. Wochensch.*, nº 15, 1904.

FRICK. — Dosierungfehler in der Tiefentherapie bei Verwendung des Spannungshaertemessers« » an Induktorenapparaten und ihre Verhütung, (9) 1922, p. 711.

FRIEDRICH et KŒNIG. — Physikalische und biologische Grundlagen der Strahlentherapie, 1918.

Furstenau. — Appareil pour la mesure exacte de la quantité de rayonnement émis par une ampoule. — *VIIe Cong. de Rœntgen*, Berlin 1911 ; (2) 1911, 2e sem., p. 411.

— Dosage absolu des rayons de R. — *IVe Cong. Physioth.*, Berlin 1913 ; (2) 1913, 1e sem., p. 327.

— Wege und Ziele in der Dosierungsfrage. — (11), (8), Bd XXIII, H. 1, S. 81 ; Réf. (6), p. 227.

— Ueber die Verwendbarkeit des Selens zu Rœntgenstrahlen énergiemessungen. — (10) 1915, t. XVI, S. 276 ; Réf. (6), p. 227.

Gaiffe. — De l'emploi d'un milliampéremètre sur le circuit d'un tube à rayons X lorsque la source est une machine statique ou une bobine. — (2) 1905, p. 61.

— Sur un procédé pour la mesure de la quantité totale des rayons X émis dans un temps donné. — (2) 1905, p. 356 ; (1) 19 fév. 1906.

Glocker. — Eine neue methode zur Intensitaets und Haertebestimmung von Rœntgenstrahlen, besonders für die Zwecke der Tiefentherapie. — (8) Bd XXIV, H. 2 ; S. 91 ; Réf. (6), p. 227.

— Die Messmethoden der Rœntgenstr. — (10) 1917, t. 18, S. 302 et 330 ; Réf. (6), p. 227.

Glocker et Reusch. — Neues Rœntgenstrahlendosimeter. — (9) 1920, t. 67, p. 181.

Grann, R. — Prinzipielles über die Selenzelle als Mittel zur Messung der Rœntgenstr. — (8) Bd XXIII, H. 3, S. 267 ; Réf. (6), p. 228.

— Ueber die Benützung des photochemischen Vorganges der Kalomelauscheidung zur Messung der Rœntgenstr. und über photochemische Methode uberhaupt. — (8) Bd XXIII, H. 3, S. 289 ; Réf. (6), p. 228.

— Das Christenschen Integraliontometer. — (8) Bd XXIV, H. 5, S. 374 ; Réf. (6), p. 228.

Grann, R. — Prüfung der Dosimeter mittels des Christenschen Integralabsorptionkœrpers. — (8) Bd XXIV, H. 5, S. 377; Réf. (6), p. 228.

— Ueber Messung von Rœntgenstrahlenenergie auf Grund der in der Rœhre verbrauchten eleektrischen Leistung. — (8) Bd XXIV, H. 5, S. 417; Réf. (6), p. 228.

Greinacher. — Das Ionometer und seine Verwendung zur Messung von Ra- und Rœntgenstr. — (10) 1914, nº 8, p. 410; an. (3) 1914, nº 7, t. 1, p. 407.

— Das Ionometer und seine Verwerdung in der Rœntgendosimetrie. — (9) 1914, S. 1778; Réf. (6), p. 228.

Grisson. — Ein neues Messgeraet fur Rœntgentiefenbestrahlung. — (7) 1914, Bd IV, S. 799; Réf. (6), p. 228.

— Radiometer nach Grissòn : Ein neues Bestrahlungs und Messgeraet für Rœntgentiefenbestrahlung. — *Prospekt Ehrich und Graetz*, 1914, S. 36; Réf. (6), p. 228.

Grossmann. — Kritische Betrachtungen über die heutigen Dosimeter. — *Cong. Rœntgen*, Berlin 1914, S. 170; an. (2) 1914, p. 511.

— Grundprinzipien der Dosimetrie. — (8) Bd XXIII, H. 1; S. 101; Réf. (6), p. 228.

Guilleminot. — Mesure de la quantité de rayonnement. — (4) Reims 1907; (2) 1907, p. 591.

— Effets comparés des rayons X et du Ra sur la cellule végétale. Valeur de l'unité M en physiologie végétale. — (2) 1907.

— Action des rayons X et du Ra sur la cellule végétale. — *Journ. Phys. et Path. Gen.*, 1908, t. X, p. 1.

— Nouveau quantitomètre à rayons X. — (2) 1908, p. 136.

— Principes de quantitométrie rationnelle en radiothérapie. — *Cong. Clermont-Ferrand* 1908; (2) 1908, p. 601.

— Les quantitomètres en radiogr. et radioth. — *Cong. int. élect. méd. Marseille* 1908; (2) 1908, p. 763.

GUILLEMINOT. — Détermination expérimentale des doses de rayonnement X retenues par les tissus. — (1) t. 148, 1909, p. 652.

— Nouveau modèle d'analyseur fluoromèt. pour l'étude des actions biologiques des rayons X et des rayons du Ra. — *Soc. Rad. méd., Paris*, 10 mai 1910; (2) 1910, p. 462.

— Nouveau quantitomètre et intensimètre à rayons X. — *Soc. Rad. méd. Paris*, 14 nov. 1911; (2) 1911, 2e sem., p. 523.

— Variations de résistance du Se exposé au rayonnement X et aux rayons du Ra. — *An. Electr. et Radiol.*, janv. 1914, p. 8.

— Sur l'emploi du Se dans la radiométrie des rayons X. — Cong. Electr. et Rad. Lyon 1914. — (2) 1915, p. 169.

— La dosimétrie radiothérapique. — (3) t. III, nº 1, 1918.

— Radiométrie fluoroscopique. — Steinheil, 1918.

— Dosage des rayons X par la fluorométrie. — (3) t. III, nº 10, juil. 1919.

— Quantitométrie fluoroscopique des rayons X. — *Soc. fr. électroth. et radiol. méd.*, 17 juin 1920.

— Etat actuel de la quantitométrie des rayons X. — (4) Strasbourg 1920 et (3) 1921, t. V, nº 1.

GUILLEMINOT, CHÉRON et BIQUART. — X fluoromètre à étalon radiolominescent. — (1) 21 oct. 1918.

HAMMER. — Dosimètre à indications directes (ionomètre) pour rayons X et rayons du Ra. — *Xe C. de R.*, Berlin 1914; an. (2) 1914, p. 514.

HARET. — Les mesures en radiologie. — *C. int. él. et rad. méd.*, Amsterdam 1908; an. (2) t. 16, pp. 714 et 744.

HOLMES. — Some experiments of standardisation of dosage for Rœntgentherapeutics. — (13) 7 mai 1914, vol. I, p. 298; Réf. (6), p. 228.

HŒTHUSEN. — Abhaengigkeit der biolog. Strahlenwirkung von der Haerte bei Energiemersung mit grossraeumigen Ioniationskammern. — *XIe Cong. de Rœntgen*, Berlin 1920; an. (9) 1920, t. 67, p. 528.

HOLZKNECHT. — Sur la production des couleurs à l'aide des rayons de R. — *Soc. all. de Physique*, 24, 1, 1902.

— Le radiochromomètre. Méthode nouvelle et simple de doser les rayons de R. en radiothérapie. — *Cong. Berne* 1902; (2) 1902, p. 577; *Wiener Klin. Rundschau* 1902, n° 35.

— Une nouvelle méthode simple de dosage en radiothérapie. Le chromoradiomètre. — (2) 1903, p. 158.

— Considérations nouvelles sur l'échelle pour le radiomètre Sabouraud. — (2) 1910, p. 857.

—. in neues Radiometer. — (12) 1910, p. 86; Réf. (6), p. 228.

— Die Vorteile der Rœntgentiefendosierung mit der Sabouraud-tabelle in voller statt in halber Fokus-Hautdistanz. — *Rœntgentaschenbuch* 1914; Bd VI; Réf. (6), p. 228.

HOLZKNECHT et WEISSENBERG. — Zur speciellen technischen Strahlenmessung. — (8) Bd XXIII, H. 3, S. 257; Réf. (6), p. 228.

HUGUET. — Nouveau fluoromètre pour mesures profondes. — (4) Montpellier, 1912.

HUGUIER. — Mesures exactes en radiothérapie. — *Th. Méd.* Paris 1902-03.

IMMELMANN. — Das Furstenausche Intensimeter. — *Rœntgentaschenbuch*, 1914, Bd VI; Réf. (6), p. 228.

IMMELMANN et SCHUTZE. — Praktische Erfahrungen mit dem Furstenauschen Intensimeter X. — *Rœntgenkong.*, Berlin 1914, S. 174; Réf. (6), p. 228.

— Technische Prinzipien und praktische Anwendung von

Furstenaus Intensimeter. — *Rev. Espan. di electr. y radiol. medica*, août 1915; Réf. (6), p. 228.

Iten. — Das Galvanometer-Rœntgenstrahlen-Dosimeter. — *Schweizer mediz. Wochensch.*, 1920, nº 20; Réf. (6), p. 228.

Jaeger. — Ein neues direkt zeigendes und registrierendes Rœntgenstrahlenmessgeraet (Siemens-Rœntgen-Dosismesser). — (9) 1922, t. 69, nº 22, p. 821.

Janus. — Kritik der bekannten Rœntgenmessverfahren. — (8) Bd XXIII, H. 2, p. 209; Réf. (6), p. 228.

Jaubert de Beaujeu. — Recherches sur la mesure des quantités de rayons X par la méthode électroscopique. — — *Th. Méd.*, Lyon 1909-10; *Ann. Electrobiol. et Radiol.* 1909, nº 11.

— Sur la méthode de Klingelfuss pour la mesure des quantités de rayons X. — (2) 1910, p. 438.

Jungling. — La possibilité de l'emploi pratique de la réaction de la racine de vicia faba equina à la détermination de la valeur biologique des rayons X. — (9) 1920, nº 40, p. 1141.

Kampson, W. — De l'usage de radiomètres gradués dans le dosage des rayons X. — (16), vol. X, nº 38, janv. 1914, p. 19; an. (3) t. 1, nº 4, avril 1914, p. 234.

Keysser. — Neue Wege zur biologischen Dosierung der Rœntgen- und Radiumstrahlen in der Geschwulstsbehandlung auf Grund neuer Feststellungen über die Strahlenwirkung auf Impftumoren. — (9) 1921, nº 1, t. 68, p. 4.

— Die praktische Durchfuhrung meines Vorschlages der biolog. Dosimetrie in der Strahlenbehandlung der bœsartigen Geschwülste unter Berücksichtigung der mittelbaren Strahlenwirkung. — (9) 1921, nº 18, t. 68, p. 542.

Kienbœck, R. — Ueber das Quantimeter. — (7) 1912, Bd I, p. 68; Réf. (6), p. 228.

— La dosimétrie des rayons de R. — *IVe Cong. intern. Physioth.*, Berlin 1913; (2) 1913, 1er sem., p. 327.

— Ueber die Verwendung der photochemischen Radiometer zur Bestimmung der Hautdosen. — (7) 1913; Bd III, S. 687, anal.; (3), t. 1, nº 3, mars 1914.

— Ueber die Arten der photochemischen Radiometer für Messung des Rœntgenlichtes. — (7) Bd II, S. 586; Réf. (6), p. 229.

— Zur Dosierung der Rœntgenstr. — (9) 1914, p. 74.

— Ueber Dosimetrie. — (7) 1914, Bd IV, S. 794; Réf. (6), p. 229.

— Ueber Dosenmessung. — (8) Bd XXI, H. 4, S. 483; Ref (6), p. 229.

— Ueber die Verwendung der Radiometerangaben. — (8) Bd XXII, H. 6, S. 593; Ref (6), p. 229.

— Arbeiten und Verhandlungen. — (11) (8), Bd XXIII, H. 1, S. 73; Ref (6), p. 229.

Kirstein. — Zur Frage der direkten Dosimetrie. — (7) 1914, Bd IV, S. 788; Ref (6), p. 229.

Klewitz. — Rœntgendosierung und Rœntgenerfolge bei inneren Krankheiten. — (9) 1920, t. 67, p. 285.

Klingelfuss. — Ueber Messung und Dosierung der Rœntgenstrahlen in absoluten Einheiten. Rœntgenolyse. — *Cong. électr. et radiol. med.*, Amsterdam 1908; (9) t. 57, 1908, p. 1886; an. (2) t. 16, p. 750.

— Die Einrichtung zur Messung der Rœntgenstr. mit dem Sklerometer. — *Cong. int. radiol. et électrol.*, Bruxelles 1910, t. 1, p. 358.

— Présentation de l'appareillage permettant de mesurer l'intensité et la qualité du rayonnement émis par une ampoule. — *VIIe Cong. Rœntgen*, Berlin 1911; (2) 1911, 2e sem., p. 411.

— Das Sklerometer, seine physikalischen Grundlagen und seine Verwendung bei der Rœntgenstrahlenth. — (7) 1913, Bd III, S. 772; Ref (6), p. 229.

— Arbeiten und Verhandlungen. — (11) (8) Bd XXIII, H. 1, p. 73; Ref (6), p. 229.

KRUGER. — Beitrag zür Anwendung des Sabouraudschen Dosimeters. — (7) 1913, Bd II, S. 394; Ref (6), p. 229.

KUPFERLÉ. — Allgemeine Grundlagen der Dosimetrie von Rœntgenstr. — (7) 1918; Bd VIII, H. 2; Ref (6), p. 229.

LAMBERT — Les mesures en radiothérapie profonde. — *La Médecine*, 1921, nº 9, p. 678.

LEDOUX-LEBARD et DAUVILLER. — Recherches théoriques et expérimentales sur les bases de la dosimétrie radiologique. — (1) 13 mars 1916, 14 août 1916.

— Principes rationnels de dosimétrie radiologique. Considérations théoriques et pratiques. — (3) t. II, nº 3, mai-juin 1916, p. 153.

— La physique des rayons X. — Gauthier-Villars, édit., Paris 1921.

LENK. — Die biolog. Dosierung der Rœntgenst. nach Seitz u. Wintz. — *Deutsch. mediz. Wochensch.* 1920, nº 44, anal. (9), t. 67, nº 51, 1920, p. 1480.

LEVY-DORN. — Comment on peut se protéger contre les accidents provoqués par les rayons X. Procédés de dosage de ces rayons. — *Deutsch. med. Woch.*, 3 déc. 1903; an. (2) 1904, p. 315.

— Comparaison de quelques dosimètres. — *Xe Cong. Rœntgen*, Berlin 1914; (2) 1914, p. 512.

LEVY et STENNING. — Quelques remarques sur les pastilles. — (16) janvier 1917, p. 13; an. (3) t. II, 1917, p. 579.

LILIENFELD. — Einige Messungen an Rœntgenstr. — (8) Bd XXV, H. 2, S. 77; Ref (6), p. 229.

LUPPO-CRAMER. — Empfidlichkeitssteigerung der Quecksilberoxalatlœsung für das Schwartzsche Fallungsradiometer. — (8) Bd XXII, H. 6, S. 601; Ref (6), p. 229.

LURASCHI. — Le radiointensimètre. — (2) 1907, p. 14. — 2e *Cong. int. Physioth.*, Rome 1907.

MACKEE and REIMER. — A technique for mesuring the quality and quantity of the X ray. — (13) déc. 1913, vol. I, nº 2, p. 50; Ref (6), p. 230.

MARTIUS. — Ein einfaches Ionisationinstrument für das Rœntgenzimmer. — (9) nº 12, 1921, t. 68, p. 362.

MASSIOT. — Nouveau fluoromètre Guilleminot. — (2) 1919, p. 114.

MAYER, R. — Zur praktischen Anwendung der Selenzelle unter Vermeidung ihrer Fehler. — (8) Bd XXIII, H. 3, S. 283; Ref (6), p. 230.

MEYER. — Une méthode de mesure de la quantité du rayonnement de R. en thérapie. — (9) 24 janv. 1911, nº 4; an. (2) 1911, p. 82.

— Instrument destiné au dosage direct des rayons X. — *Cong. de Physioth.*, Berlin 1913; (2) 1913, 1er sem., p. 328.

MEYER, F. — Das Furstenausche Intensimeter. — (7) 1916, Bd VII, H. 1, S. 473; Ref (6), p. 230.

MEYER. — Arbeiten und Verhandlungen. — (11) (8), Bd XXIII, H. 1, S. 75; Ref (6), p. 230.

MEYER et RITTER. — Recherches expérimentales afin de fixer une mesure biologique normale de l'action des rayons X. — (7) Bd I, 1913, p. 182; an. (2), 1913, p. 233.

MIRAMOND DE LAROQUETTE et A. MILLOT. — Données expérimentales et balânce pour le dosage des rayons X. — (1) 28 fév. 1921.

MIRAMOND DE LAROQUETTE. — Dosage des rayons X en radiogr. et radioth. La balance radiologique. — *Paris Médical*, 4 fév. 1922.

Miramond de Laroquette. — Balance radiologique pour le dosage des rayons X en radiogr. et radioth. — *Le Monde médical*, 1er déc. 1922.

Nadaud. — Considérations théoriques et pratiques sur l'emploi actuel de la thérapie profonde. — (3) 1922, nº 4, p. 171; nº 6, p. 264; nº 9, p. 405.

Newcomet, W.-S. — The possibility of estimating dosage and penetration. — (13) avril 1914, vol. I, nº 6, p. 276; Ref (6), p. 230.

Nicholson, P. — The Physical properties of selenium. — *Physikal Rev.* 1914, vol. III, série II, p. 1; Ref (6), p. 230.

Nogier. — La lumière et la vie. — *Th. Méd.*, Lyon 1904.

— Action des rayons X sur la plaque photogr. — (2) 1908, p. 707.

— Radiophotoscope permettant l'estimation exacte et toujours comparable des doses de rayons X. — (4), Nîmes 1912; (2) 1912, 2e sem., p. 158 et 346.

— Le chromoradiomètre de Bordier. Mesure des quantités de rayons X en radioth. — *Presse Médicale* 1919, nº 9, p. 15.

Noiré. — Règles générales de radiothérapie des trichophyties. — *Th. Méd.*, Paris 1904-05.

Ollivier, H. — Cours de physique générale. — Hermann, édit., Paris 1921-22.

Owen et Bowes. — Dosage des rayons X et son rapport avec la pastille de platinocyanure de Ba. — (16) juillet 1921, nº 68, vol. 17; an. (2) 1922, p. 124.

Pilon. — Le tube Coolidge. — (4) Le Havre 1917; (2) 1917, p. 197.

— Le tube Coolidge. Ses applications scientifiques, médicales et industrielles. — Masson, édit., Paris 1919.

Regaud et Nogier. — Estimation différente des doses de rayons X suivant les divers modes d'éclairage du chromoradiomètre. — Cong. Lyon 1911; (2) 1911, 2e sem., p. 145, et p. 458.

RITTER, ROST et KRUGER. — Experimentelle Studien zur Dosierung der Rœntgenstr. mit dem Sabouraudschen Dosimeter. — (7) 1914, Bd V, S. 471; Ref (6), p. 230.

ROUCH. — Etude critique et expérimentale des procédés de dosage employés en radioth. — *Thèse Méd.* Lyon, 1906-07.

— Influence de la lumière sur le virage et le dévirage du platinocyanure de Ba dans les mesures radioth. — (2) 1906, p. 793.

SALOMONSON. — Le milliampéremètre et l'intensité des rayons de R. — Congrès Barcelone 1910; (2) 1912, 1er sem., p. 296.

SCHEMPP. — Dosierungsfehler in der Tiefenthérapie bei Verwendung des Spannungshærtemessers an Induktorenapparaten und ihre Verhutung. — (9) 1922, t. 69, nº 12, p. 429.

SCHMITT. — Recherches sur l'importance de la qualité des rayons pour la dosimétrie directe. — (8) t. XV, H. 1, 7 mars 1910; anal. (2), p. 422.

— Eine neue methode zur Intensitæts und Hærtebestimmung von Rœntgenstr. — (8) Bd XXIV, H. 5, S. 461; Ref (6), p. 230.

— Bisher nicht bekannte Fehlerquellen bei der direkter Dosimetrie. — (7) 1914, Bd IV, S. 467; Ref (6), p. 230.

— Erwiderung auf « Kienbœck. Uber Dosimetrie » — (7) 1914, Bd IV, S. 796; Ref (6), p. 230.

SCHREUS. — Les avantages d'une mesure unitaire en dosimètrie radiol. — (9) t. 68, nº 13, p. 396.

SCHWARTZ. — Démonstration du Fallungsradiométre, appareil de mesure des rayons X. — *IIIe Cong. int. Electr. et Rad. méd.*, Milan 1906; (2) 1906, p. 727.

SCHWARTZ. — Un progrès dans le dosage des rayons X. Le calomelradiomètre. — (9) 1909, nº 50; an. (2) 1910, p. 583.

— Die Kalomelreaktion des Rœntgenstr. und ihre Anwendung zur Dosimetrie. — (7) 1912, Bd I, S. 88; Ref (6), p. 230.

SCHWARTZ et SIRK. — Die nephelometrische Bestimmung der durch Rœntgenstrahlung bewirkten Kalomelabscheidungen der Ederschen Lœsung. — (8) Bd XXIII, H. 5 S. 451; Ref (6), p. 230.

SEUFFERT. — Eine neue Methode zur qualitativen und quantitativen Messung von Rœntgenstr. — *Deutsch. med. Woch.* 1917, nº 27; Ref (6), p. 230.

SHEARER. — The physikal aspect of Rœntgenraymeasurement and dosage. — (13) juin 1916, vol. III, nº 6, p. 298; Ref (6), p. 230.

SOLOMON, I. — Dispositif ionométrique. — (2) déc. 1921, p. 375; (1) t. 173, nº 1, 4 juillet 1921, p. 34.

— Dosage des rayons X par la méthode ionométrique. — *Cong. Rouen* 1921; (2) 1921, p. 243.

— L'ionométrie radiologique. — (3) t. V, nº 5, p. 193, et nº 11, p. 509.

— Sur le choix d'une unité ionométrique. — (4) Montpellier 1922.

SPEDER. — Echelles de dureté et quantimètres. — (2) 1910, p. 567.

STEUERNAGEL. — Dosierungsfragen. — (9) 1919, t. 66, p. 1141.

SZILARD. — Sur un appareil destiné aux mesures ionométriques. — (1) 1909, t. 149, p. 912.

— Appareil pour la mesure de la quantité de rayons X. — *Cong. Radiol. et Elect. méd.*, Bruxelles 1910; (2) 1910 p. 788.

SZILARD. — Un nouvel appareil pour toutes les mesures de radioactivité. — 1er Cong. ital. de Rœntgen, Milan 1913; (12) 1914, p. 103; Ref (6), p. 231.

— Méthode de dosage des radiations du Ra et des rayons X. — Congrès Milan 1913; Ref (6), p. 231.

— Mesure absolue des rayons X et des rayons γ en biologie. — (2) 1914, 2e sem., p. 24; (14) juin 1914, no 167, p. 3; (7) 1914, Bd V, S. 742; (14) avril 1914; Ref (6), p. 231.

TEILLARD. — Note sur la technique du tube Coolidge. — (2) 1916, p. 234.

VILLARD. — Instrument de mesure à lecture directe pour les rayons X. — (2) 1908, p. 692.

— Substitution de la méthode électrométrique aux autres méthodes en radiologie. — Cong. Clermont-Ferrand 1908, p. 624.

VOLTZ. — Rœntgenstrahleneinrichtungen und deren Vergleich. — (8) Bd XXIII, H. 6, S. 465; Ref (6), p. 231.

— Ziele und Probleme der Rœntgenmessteknik. — (8) Bd XXIV, H. 2, S. 145; H. 3, S. 173; H. 4, S. 237; Ref (6), p. 231.

— Ueber die Verwendbarkeit des Selens zu Rœntgenstrahlenenergiemessungen. — (10) 1915, Jahrg 16, S. 209; an. (2) 1915, 2e sem., p. 354.

— Zeitdosierung. — XIe Congrès de Rœntgen, Berlin 1920, an. (9), t. 67, 1920, no 18, p. 528.

— Masse und Messungen in der Rœntgenteknick. — (12) 1915, S. 289; Ref (6), p. 231.

— Die physikalischen und technischen Grundlagen der Messung und Dosierung der Rœntgenstr. — VI Sonderband zur Strahlenthérapie; Urban et Schwartzenberg 1921; an. (9), t. 67, no 18, p. 528.

WACHTEL. — Uber die Inkonstanz der heutigen Rœntgenrœhren und Dosierungsversuche mit dem Furstenausche Selenintensimeter. — (7) 1916, Bd VII, H. 1, S. 491; Ref (6), p. 231.

Walter. — Détermination par le milliampèremètre de la dose de rayons produisant l'érythème. — (8), t. XIV, 2 oct. 1909; an. (2) 1909, p. 818.

— Mesure de l'intensité des rayons X. — Ve Cong. de Rœntgen, Berlin 1909; an. (2) 1909, p. 858.

Weissenberg, K. — Dosis und Flachenenergie. Berechnung der Flachenenergie aus den Angaben guter Dosimeter. — (8) Bd XXIII, H. 6, S. 526; Ref (6), p. 231.

Wels. — Recherches sur l'utilisation du dosimètre de Sabouraud. — (7) Bd XXIII, H. 1, p. 175, 1921.

Werner. — Nouveau procédé de mesure de l'intensité du courant en radiologie. — *Zeitsch. fur Electrol.*, n° 11, 1909; an. (2) 1909, p. 861.

Wertheim-Salomonson. — Arbeiten u. Verhandlungen. — (11); (8), Bd XXIII, H. 1, S. 74; Ref (6), p. 231.

Wetterer. — Contribution à la connaissance de l'action biologique des rayons de R. sur la croissance des plantes. — (9) 1911, n° 42; an. (2) 1911, 2e sem., p. 486.

Wieser. — Arbeiten u. Verhandlungen. — (11); (8) Bd XXIII, H. 1, S. 75; Ref (6), p. 231.

Winawer et Sachs. — Energiemessungen an Rœntgenstr. — (10) 1915, t. 16, S. 258; Ref (6), p. 231.

Wintz. — Die wirksame Rœntgenenergie in der Tiefentherapie und ihre Messung. — (9) 1917, S. 901; Ref (6), p. 232.

Zimmern. — Traité de radiothérapie.

— Influence de la température sur la sensibilité des émulsions en radiographie. — (1) 1922, t. 174, n° 7.

Zimmern et Sallern. — Etude spectrographique du dévirage du platinocyanure de Ba dans l'effet Villard. — (1) t. 173, 27 déc. 1921, et (1) t. 174, n° 1, 3 janv. 1922.

Abréviations employées dans la bibliographie

(1) *Comptes-rendus de l'Académie des Sciences.*
(2) *Archives d'électricité médicale et d'électrobiologie.*
(3) *Journal de Radiologie et d'Electrologie.*
(4) *Congrès de l'Association française pour l'avancement des Sciences.*
(6) *Die Rœntgenlitteratur.* — Gocht 1921 ; F. Luke, Ed., Stuttgart.
(7) *Strahlentherapie.*
(8) *Forstchritte an der Gebiete der Rœntgenstrahlen.*
(9) *Munchener medizinische Wochenschrift.*
(10) *Physikalische Zeitung.*
(11) *Arbeiten und Verhandlungen.* — Sonderkommission fur Dosimetervergleich. Die eingelangten 8 Beitræge zur Frage des einzuschlagenden Weges.
(12) *Zentralblatt fur Rœntgenstrahlen, Radium und vers. Gebiete.*
(13) *Améric. Journal of Rœntgenology.*
(14) *Archiv of the Rœntgen Ray.*
(15) *Journal of Radiology.*
(16) *The Journal of the Rœntgen-Society.*

TABLE DES MATIÈRES

Nancy. — Imprimerie Nancéienne, 15, rue de la Pépinière

www.ingramcontent.com/pod-product-compliance
Ingram Content Group UK Ltd.
Pitfield, Milton Keynes, MK11 3LW, UK
UKHW021556260726
13993UKWH00002B/877